W0109284

Vergessene Hausmittel

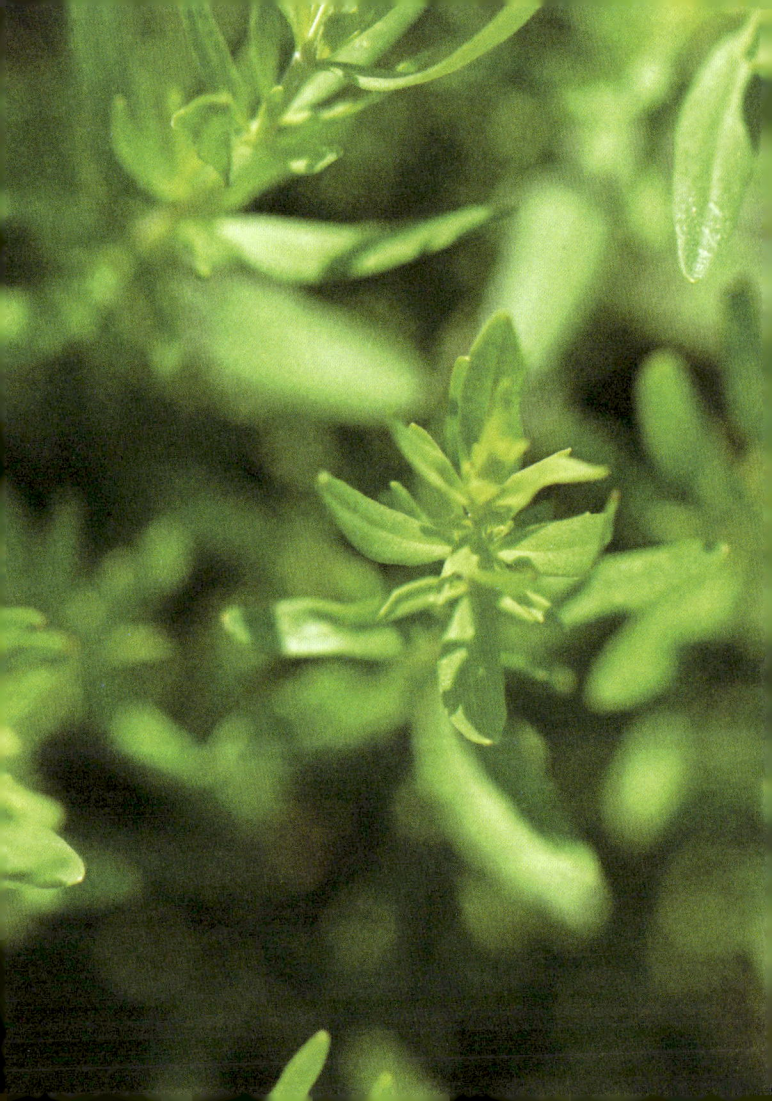

KARIN BUCHART

Vergessene Hausmittel

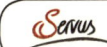 DAS GROSSE KLEINE BUCH № 001

Inhaltsverzeichnis

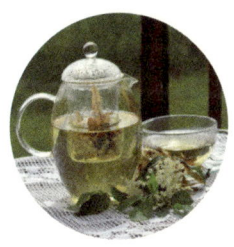

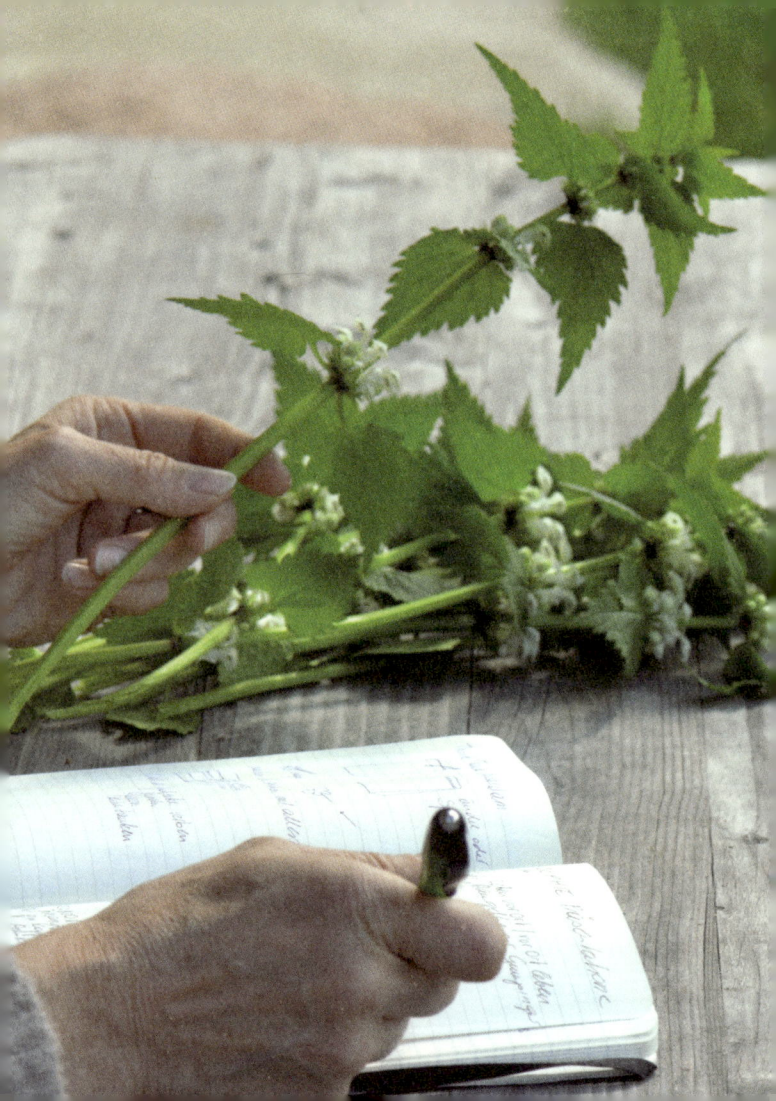

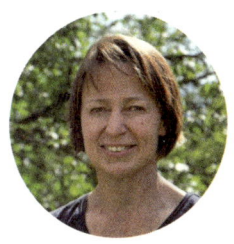

Einleitung

Die alpine Landschaft der Kräuter und Heilpflanzen bietet eine Auswahl an Düften, Farben und anderen Wirkstoffen für beinahe alle Erkrankungen, von den möglichen Kombinationen gar nicht zu sprechen. Diese wertvollen Naturgaben können ganz einfach auf unsere Teller wandern und Bestandteil des Alltags werden. Die Einfachheit der Zubereitungen, die regionale Verfügbarkeit und die naturwissenschaftlich nachgewiesene Wirkung sind die Erfolgskriterien dieser Pflanzen.

Einfachheit

Die Natur bietet uns einfache Möglichkeiten, unser Wohlbefinden zu erhöhen. Über die Jahrhunderte haben sich die wirksamen Rezepturen durchgesetzt. Sie sind alltagstauglich und werden der nächsten Generation weitergegeben. Die Praktiken zur Herstellung von regionalen Heilmitteln sind meistens verblüffend einfach. Und doch bergen die Praktiken wichtige Details, die genau zu beachten sind.

Regionalität

Zu den Anwendungen, mit denen wir schon als Kinder Berührung hatten, haben wir großes Vertrauen. Deutsche Forscher konnten sogar herausfinden, dass regionale Naturheilmittel Wirkungsgrade von 70 bis 80 Prozent erreichen, einfach nur deshalb, weil wir das, was wir gewohnt sind, so sehr mögen. Wir haben Vertrauen zu den regionalen Kräutern und Anwendungen. Schon in frühester Kindheit haben diese Dinge uns geprägt und sie geben uns Sicherheit.

Tradition

Wenn Praktiken mindestens zweimal an Nachkommen weitergegeben werden, gelten sie bereits als traditionell. Die Weitergabe von Wissen und Praktiken an die nächste Generation birgt eine Auslese in sich. Denn wer würde den Nachkommen etwas zeigen, wovon er nicht völlig überzeugt ist?

Wirkung

Pflanzenwirkstoffe wie Düfte (z. B. ätherische Öle), Farben (z. B. gelbe und orange Carotinoide, lila und rote Flavonoide), Bitter-, Schleim-, Schaum- und Scharfstoffe sowie viele andere sind seit Jahrzehnten naturwissenschaftlich untersucht und in ihrer Wirkung bestätigt. Apotheker nennen diese Inhaltsstoffe Pflanzenwirkstoffe, und Ernährungswissenschaftler nennen sie Bioaktive Substanzen. Sie werden von den beiden Berufsgruppen entweder als Phytopharmaka oder in Lebensmitteln und Speisen verwendet. Eines fällt beiden Berufsgruppen in den letzten Jahren besonders auf: Viele Menschen interessieren sich jetzt dafür, wie sie selbst aktiv werden und sich die wertvollen Inhaltsstoffe zunutze machen können. Dieses Büchlein verschafft einen Einstieg in die wunderbare Welt der Kräuter und Heilpflanzen.

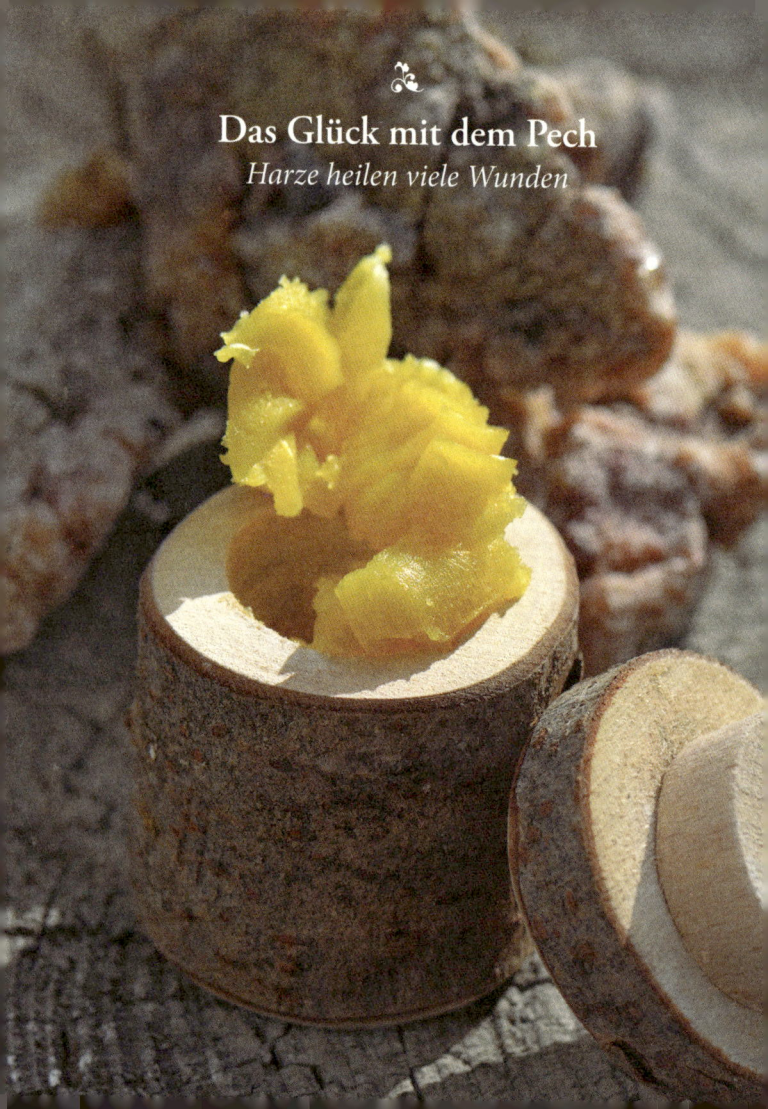

Das Glück mit dem Pech

Harze heilen viele Wunden

„An Vorrat an Fichten- und Lärchenpech muasst imma dahoam hobm", erzählt man sich im Pinzgau. Und auch die „Thonnbladerl", die kleinen Harzbläschen am Stamm von Weißtannen, werden gerne für die Pechsalbe verwendet. Das Faulpech, das die Bäume bei Verletzungen bilden, wird das ganze Jahr über von den Rinden der Bäume gekratzt.

Die Pechsalbe zieht die Wunde zusammen und desinfiziert sie. Zudem wirkt sie besonders entzündungshemmend. Als Salbengrundlage wird heute Butterschmalz oder Olivenöl verwendet.

REZEPT: **Pechsalbe**

200 g Olivenöl
80 g Fichten- und Lärchenharz · 40 g Bienenwachs
Schafgarbe · Quendel

~

Das Olivenöl erwärmen und Harze und Kräuter zugeben. Olivenöl kann auch teilweise durch Johanniskrautöl ersetzt werden. Wenn sich die festen Teile der Harze aufgelöst haben, die unlöslichen Bestandteile abseihen und das Bienenwachs zugeben. Nochmals leicht erwärmen, bis sich das Wachs löst. In Glastiegel gießen, abkühlen lassen und zuschrauben. Die Pechsalbe hält gut zwei Jahre.

Verwendung: kleine Wunden, Schwielen, Gelenksentzündungen, Hautentzündungen, Nackenverspannungen, kalte Füße

Schon der ägyptische Priester, Arzt und Baumeister Imhotep hat vor etwa 4600 Jahren beim Bau der Stufenpyramiden von Sakkara den Arbeitern zum Gesundbleiben Knoblauch, Zwiebel und Schwarzen Rettich empfohlen. Diese alltäglichen Lebensmittel begleiten auch unsere Kultur in Küche und Heilkunde seit tausenden Generationen.

Die Scharfstoffe im Schwarzen Rettich (Glucosinolate) werden erst durch Enzyme aktiviert, wenn der Rettich auseinandergeschnitten und ausgehöhlt wird. Dann steigen sie uns auch sofort stechend in die Nase und regen das Immunsystem an.

REZEPT: **Rettich-Hustensaft**

1 Schwarzer Rettich
Honig (oder Kandiszucker)

~

Der frische Schwarze Rettich wird kegelförmig ausgehöhlt. Den Rettich mit Honig oder Kandiszucker füllen, auf einen Teller setzen und mehrere Stunden lang ziehen lassen. Langsam bildet sich ein süß-scharfer Sirup. Wird mit einer Stricknadel ein feines Loch in die Unterseite des Rettichs gebohrt, so tropft der Sirup langsam heraus.

Verwendung: Den frisch zubereiteten Radisirup bei verschleimtem Husten teelöffelweise einnehmen, 5 bis 10 Teelöffel pro Tag. Der Sirup ist auch für Kinder geeignet.

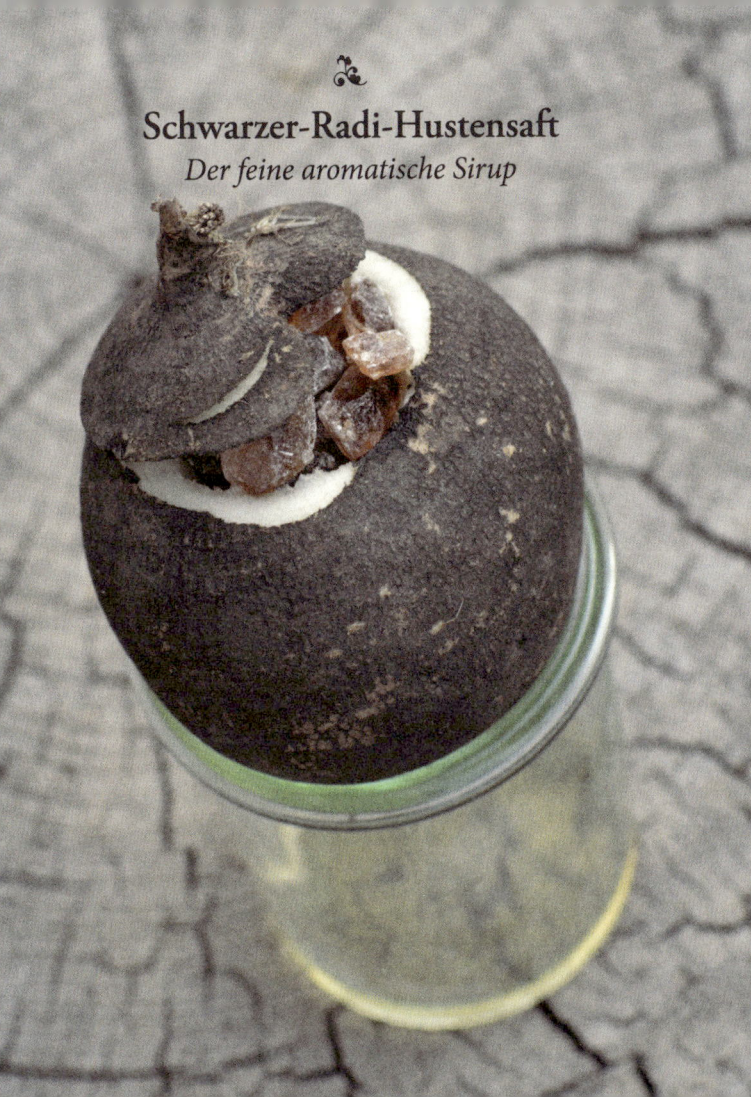

Schwarzer-Radi-Hustensaft
Der feine aromatische Sirup

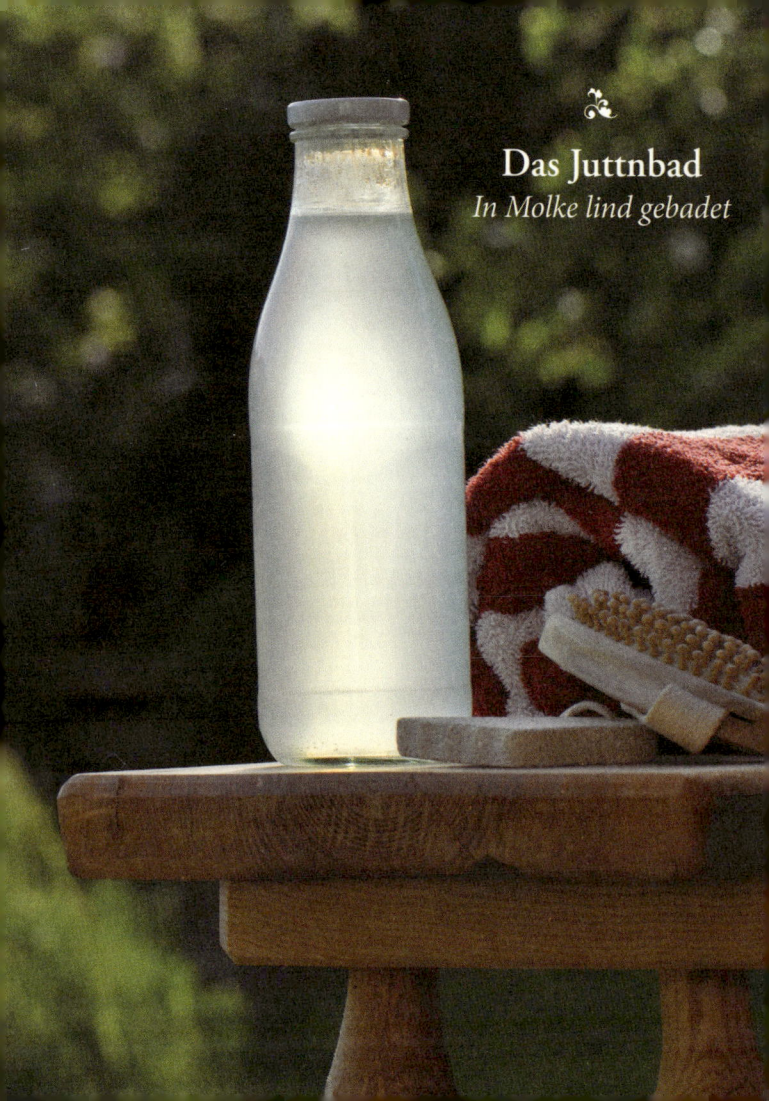

Das Juttnbad
In Molke lind gebadet

„Sennerinnen haben eine linde Haut", beobachtet man auf den Almen. Die Sennerin wäscht sich im Milchgeschirr-Abwasch und badet im Juttn, wenn der Käsebruch schon in den Formen abtropft und die Molke noch im Kupferkessel ist.

Molke ist das einzige basische Milchprodukt. Wenn wir die Molke trinken, gibt sie uns hochwertiges Eiweiß in leicht verdaulicher Form, aus dem wir gut Muskeln aufbauen können. Beim Baden in Molke bildet sich ein dünner Eiweißfilm auf der Haut, der im Winter Feuchtigkeit bindet und belebt.

REZEPT: **Juttnbad**

400 g Molkenpulver
süße Molke als Hautschutz oder 400 g Molkenpulver
saure Molke gegen Hautausschlag

∿

Verwendung: Das Molkenpulver im Badewasser auflösen und ein Vollbad nehmen. Kurzes Antrocknen des Molkenfilms auf der Haut nach dem Bad verstärkt die Wirkung. Wer frische Molke vom Bauern oder von der Käserei bekommt, sollte dies nutzen.

Der selbst gemachte Hustenzucker enthält zehn Mal so viele Halskräuter als ein handelsübliches Hustenzuckerl. Zudem fehlen Zusatzstoffe wie Farb- oder Konservierungsmittel. Und solch ein natürlicher Hustenzucker ist einfach herzustellen.

Der Hustenzucker beinhaltet Malve und Eibisch, die ihren Pflanzenschleim wie einen Film über den entzündeten Hals legen und dadurch den Hustenreiz stillen. Die Samen von Anis und Fenchel und die Engelwurz erleichtern das Abhusten des Schleims. Auch Quendel wurde traditionell als „trocknend" eingestuft, womit die Ausleitung des Schleimes gemeint sein dürfte. Ysop ist bekannt dafür, dass er die Vermehrung von Viren verhindert. Und sogar der Zucker hat seine Aufgaben: Er schafft ein ungünstiges Milieu für Mikroorganismen. Der süße Geschmack steigert die Bronchialsekretion und nicht zuletzt den Genuss des Hustenzuckers.

REZEPT: **Hustenzucker**

2 g Malvenblüten · 1 g Anissamen · 1 g Engelwurz
2 g Eibischwurzel · 1 g Fenchelsamen · 2 g Quendelkraut
1 g Ysopkraut · 90 g Zucker

～

Die Kräuter, Samen und Wurzeln zusammen mit dem Zucker fein mahlen. In ein Schraubglas füllen.

Verwendung: Bei Bedarf einen halben Teelöffel Hustenzucker pur einnehmen.

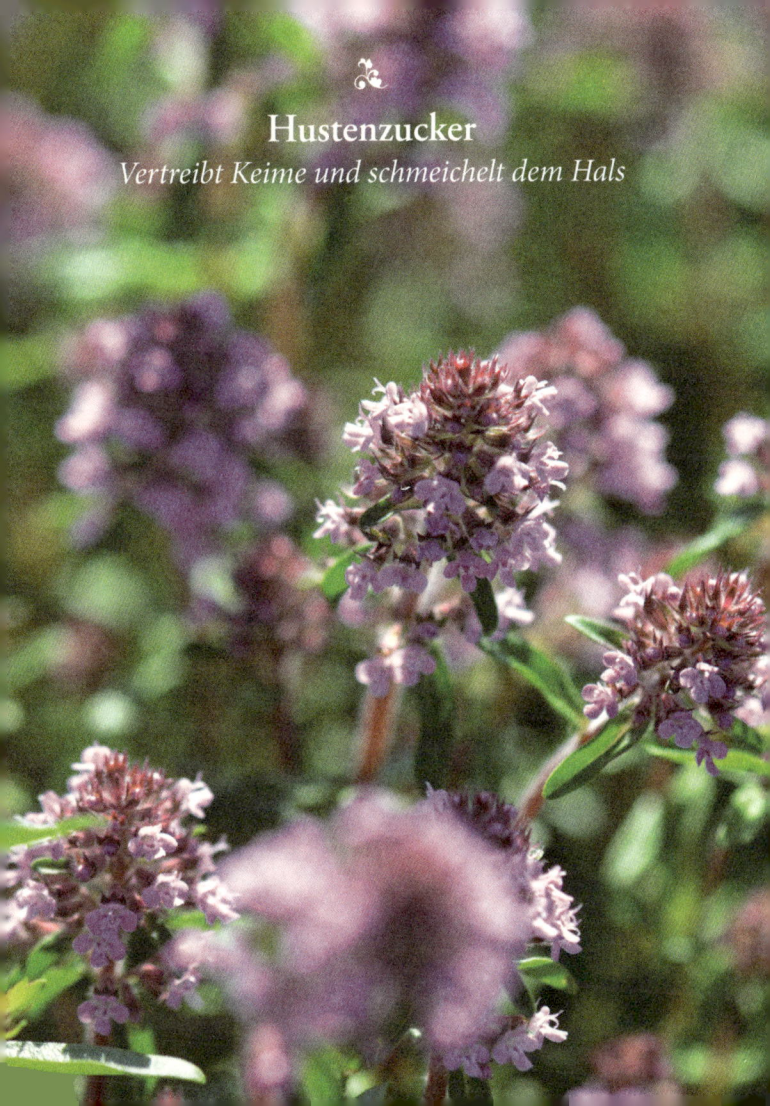

Hustenzucker

Vertreibt Keime und schmeichelt dem Hals

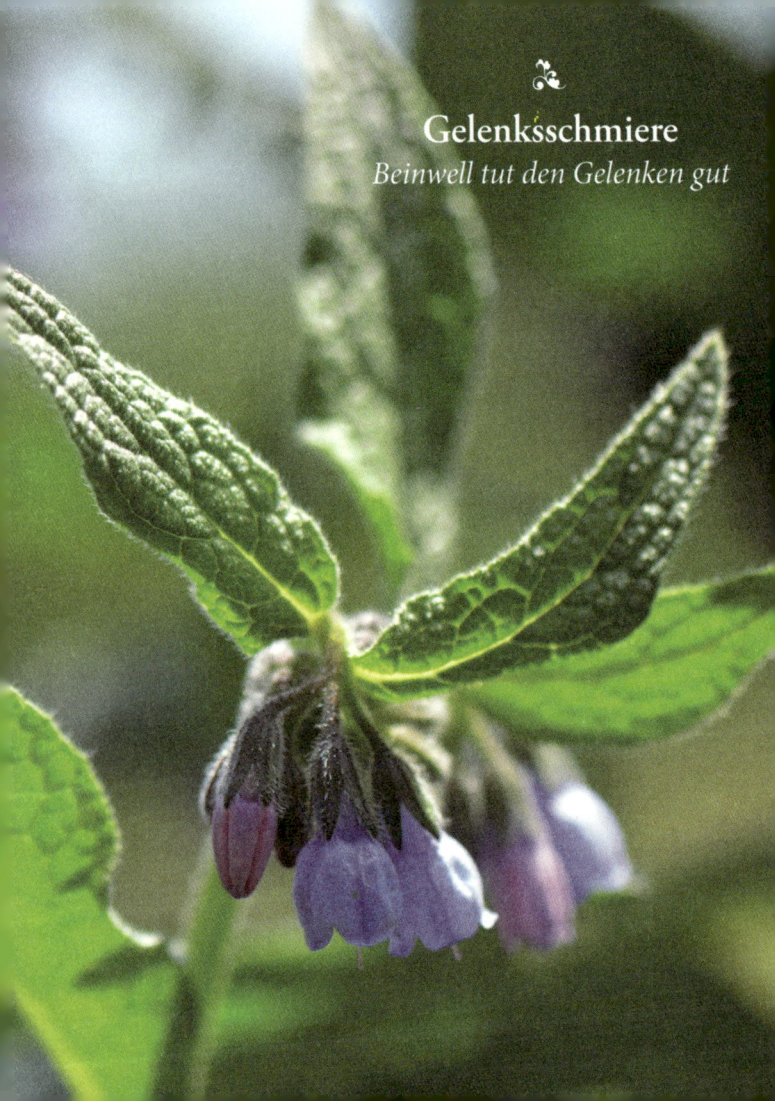

Gelenksschmiere

Beinwell tut den Gelenken gut

Der althochdeutsche Name Beinwell sagt uns, dass die Pflanze Knochen zusammenwachsen lässt. Die Beinwellwurzel wird im Frühling gleich nach der Schneeschmelze geerntet, in dieser Zeit ist der Großteil der Wirkstoffe noch in der Wurzel.

Beinwell lindert Schmerzen, lässt abschwellen und hemmt Entzündungen. Die Pflanze erhöht auch die Elastizität des Gewebes und verringert die Morgensteifigkeit. Die Wurzel ist beim Zerkleinern durch den hohen Schleimstoffgehalt von bis zu 50 Prozent sehr glitschig. Der Wirkstoff Allantoin fördert die Kallusbildung, Granulation und die Geweberegeneration.

REZEPT: **Beinwellsalbe**

---

200 g Olivenöl
40 g Beinwellwurzel · 40 g Bienenwachs

~

Die Wurzel putzen und raspeln. Das Olivenöl so weit erwärmen, dass der Topf (Emaille, Keramik, Glas) außen gerade noch angefasst werden kann (etwa 70°C). Die Beinwellwurzel zugeben und eine Stunde lang ziehen lassen. Dann abseihen, das Bienenwachs zugeben und schmelzen lassen. Die Salbe in Glastiegel abfüllen, erkalten lassen und zuschrauben. Diese einfache Fettsalbe hält ungekühlt bis zur nächsten Ernte.

Verwendung: Die betroffene Stelle regelmäßig über 4 bis 6 Wochen einreiben.

Ständig versuchen verschiedenste Keime sich in den Harnwegen einzunisten. Wenn wir regelmäßig gut durchspülen, haben diese wenig Chance. Zudem können Heilpflanzen den Bakterien das Leben schwer machen. Der Durchspülungstee hat eine besondere Zusammensetzung. Die Brennnessel bringt den Blasenmuskel in Schwung und die jungen Birkenblätter regen die Nierenfunktion an und hemmen Entzündungen. Goldrute entkrampft und hemmt Entzündungen. Löwenzahn erhöht die Ausscheidung von Natrium, Kalium und Chlor und wirkt dadurch harntreibend. Zinnkraut entsorgt harnpflichtige Stoffwechselsubstanzen.

REZEPT: **Durchspülungstee**

2 Teile Brennnesselblätter · 2 Teile Birkenblätter
2 Teile Löwenzahnblätter · 2 Teile Zinnkraut
1 Teil Goldrute

~

Ein Esslöffel der Teemischung mit einem Liter kochendem Wasser übergießen und 20 Minuten lang ziehen lassen, vormittags trinken.

Verwendung: Etwa ein Liter pro Tag gilt als Empfehlung zum Durchspülen von Nieren und Harnwegen und bei Neigung zu Harnwegsinfekten.

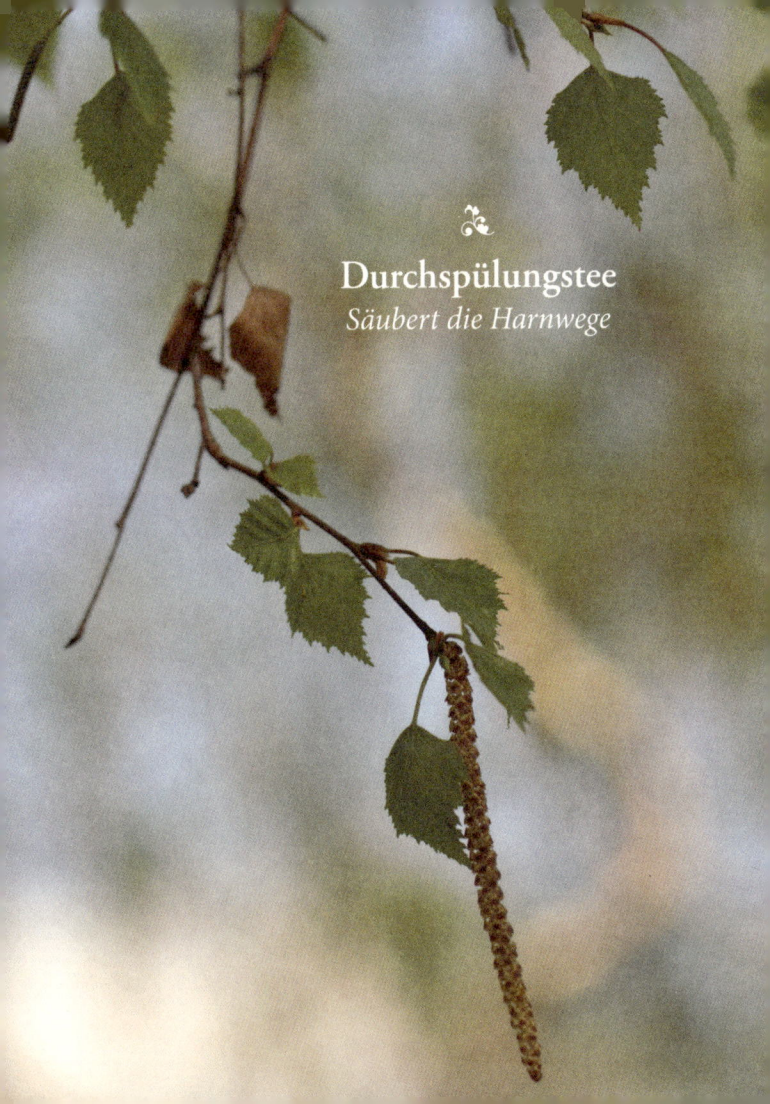

Durchspülungstee

Säubert die Harnwege

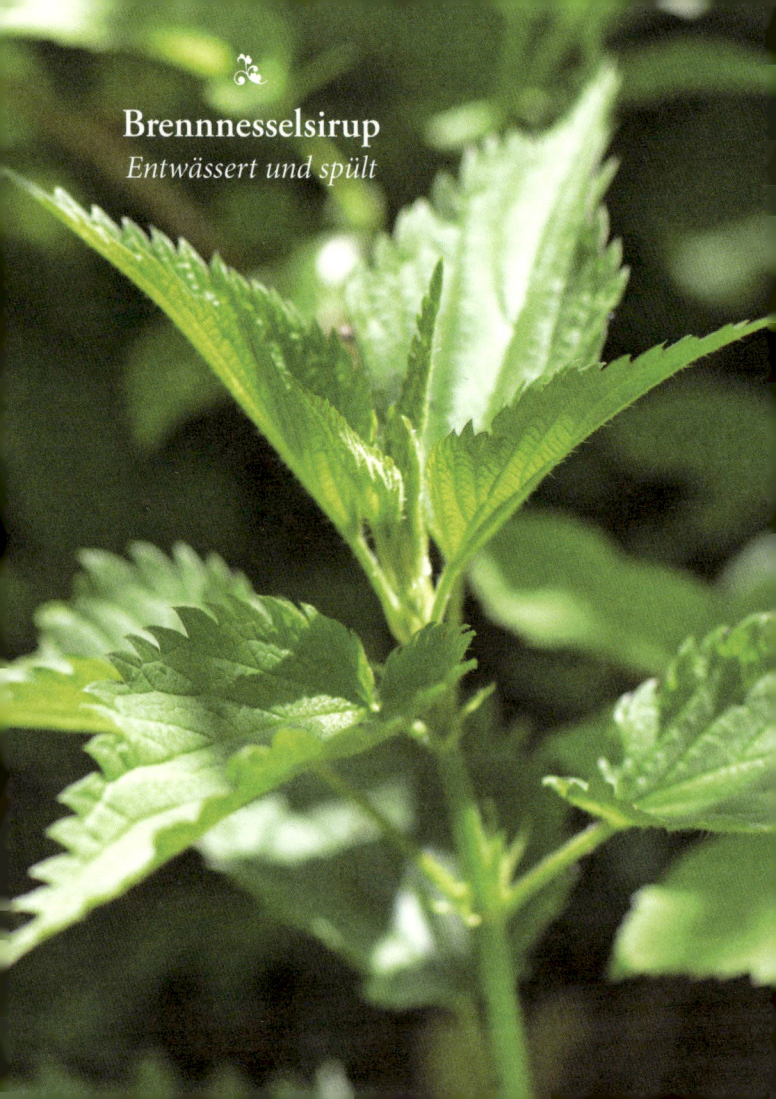

Brennnesselsirup

Entwässert und spült

Die Brennnessel ist ein interessantes Kraut. So wie sie wächst, zeigt sie uns gleichzeitig, wie gut sie mit Wasser umgehen kann. Nasse, schwere Böden machen ihr gar nicht zu schaffen und ihre Wirkung in unserem Körper ist eine entwässernde.

Brennnesselblätter unterstützen die Behandlung von Rheuma, Gelenksentzündungen und degenerativen Gelenkserkrankungen. Und es gibt unzählige Möglichkeiten, die Brennnessel in der Küche zu verwenden, denken wir nur an Suppen, Spinat oder Kräuterpasten.

REZEPT: **Brennnesselsirup**

50 Spitzen von gesunden, dunkelgrünen Brennnesseln
2 l Wasser · 60 g Zitronensäure · 3 kg Zucker

~

Das Wasser aufkochen, abkühlen lassen, Brennnesselspitzen und Zitronensäure zugeben und über Nacht kühl stellen. Durch dieses Ansetzen ohne Zucker erhalten wir einen leicht rosa gefärbten Sirup mit einem feinen Aroma. Morgens abseihen, kurz aufkochen, den Zucker zugeben (nicht mehr kochen) und unter Rühren auflösen.

Verwendung: Den Brennnesselsirup mit so viel Wasser aufgießen, dass er nur noch leicht süß schmeckt. Das typische Brennnesselaroma bleibt erhalten. Der Sirup kann auch für Cocktails und Desserts verwendet werden.

Ein gesunder Magen braucht eine intakte Magenschleimhaut, genügend Magensäure und eine entspannte Atmosphäre, um gut arbeiten zu können. Die Malve liefert Pflanzenschleime, die sich an der Magenwand anlegen und sie schützen. Kamille hemmt Entzündungen, entkrampft und beruhigt zusammen mit der Melisse den gestressten Magen. Kamille ist eine der wichtigsten traditionellen Heilpflanzen, die in einzelnen Fällen abgelehnt oder schlecht vertragen wird. Das subjektive Empfinden des Patienten entscheidet im Einzelfall.

Die Ringelblume hat eine besondere Stärke: Sie schafft es, dass viele neue Zellen gebildet werden. Auf diese Weise wird der Magen regeneriert und gestärkt.

Ein aus diesen Magenkräutern gekochter Tee schafft durch Wirkstoffe und Wärme ein besonders angenehmes und ausgleichendes Gefühl im Magen.

REZEPT: **Magenlind**

1 Teil Melissenkraut · 1 Teil Kamillenblüten
1 Teil Malvenblüten · 1 Teil Ringelblumenblüten

1 Teelöffel der Kräutermischung mit ½ Liter heißem Wasser übergießen und zehn Minuten lang ziehen lassen, dann abseihen.

Verwendung: Bis zu drei Tassen pro Tag schluckweise trinken. Der Tee beruhigt den Magen und fängt die Magensäure ab.

Magenlind

Den gestressten Magen besänftigen

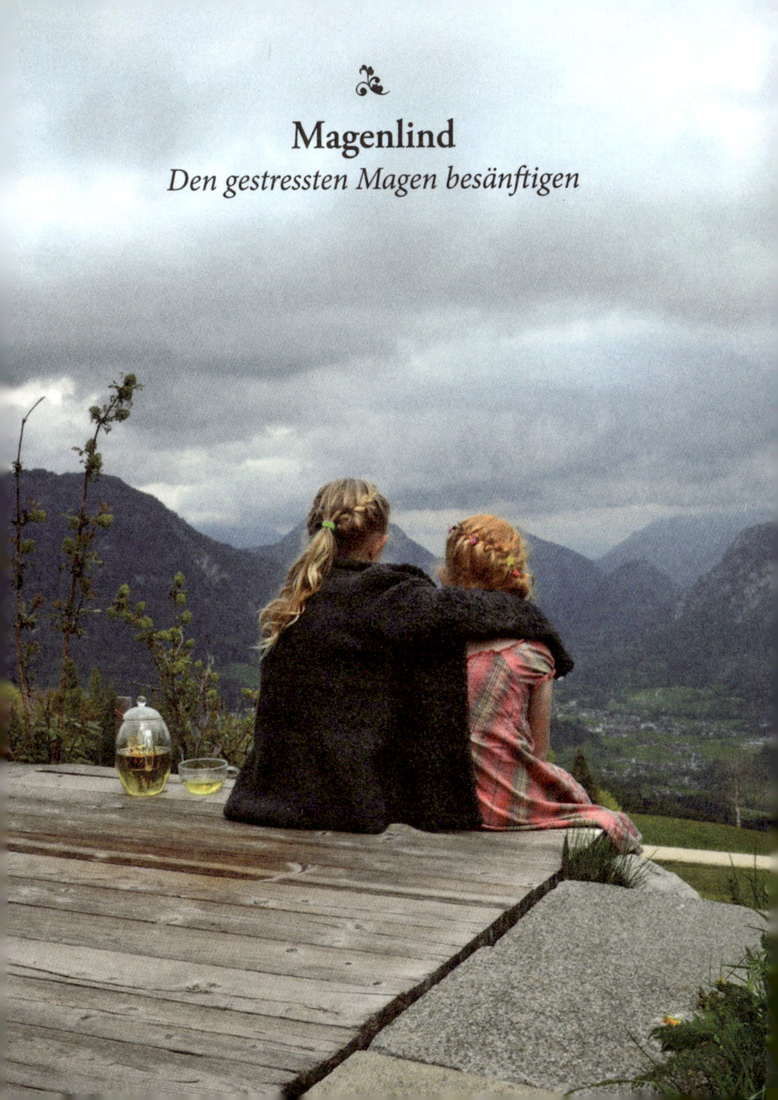

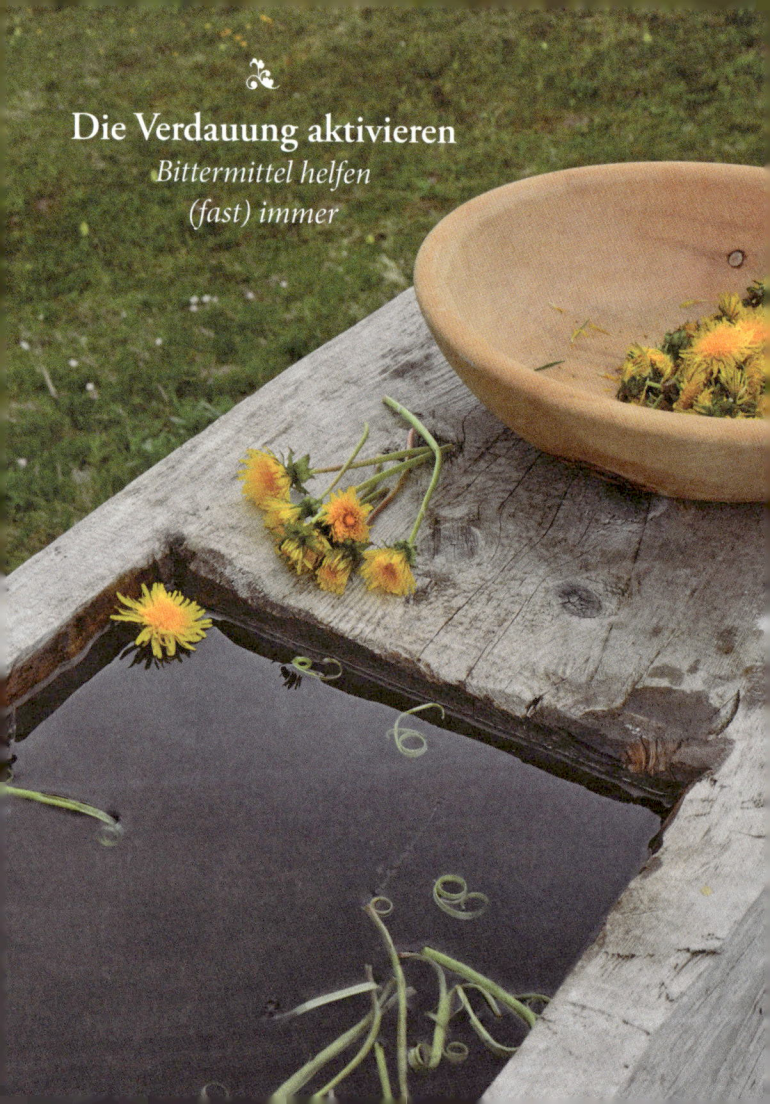

Die Verdauung aktivieren

*Bittermittel helfen
(fast) immer*

Im Mund schmecken wir sie schon in ganz kleinen Mengen: Ein Gramm bittere Enzianwurzel in einem Eimer Wasser reicht aus, um dem Wasser eine bittere Note zu verleihen.

Der Volksmund sagt: „Bittermittel sind für alles gut", und da dürfte etwas dran sein. Die unterschiedlichen Bitterstoffe regen den Magensaft, die Galle und die Bauchspeicheldrüse an und damit den gesamten Stoffwechsel.

Der Löwenzahn fördert die Verdauung, bringt den Gallenfluss in Schwung und treibt den Harn an. Er tonisiert ganz allgemein den Stoffwechsel.

REZEPT: **Löwenzahnsirup**

1 Litermaß Löwenzahnblüten
1 l Wasser · 1 kg Zucker · ½ Zitrone in Scheiben
¼ Vanillestange · 2 Gewürznelken

~

Die Löwenzahnblütenköpfe grob hacken, mit Wasser, Zitronen, Vanille und Nelken aufkochen und 20 Minuten lang zugedeckt ziehen lassen. Durch ein Tuch abseihen und mit dem Zucker etwa zwei Stunden lang sanft einkochen. Der Sirup sollte eine honigähnliche Konsistenz haben.

Verwendung: Den Löwenzahnsirup auf dem Butterbrot oder nach Belieben als Süßungsmittel genießen.

Die kleine gelbe Blüte leuchtet uns entgegen. Durch die vier Blütenblätter ist die Blutwurz auch schnell erkennbar. Die Wurzel ist meist leicht händisch zu entnehmen. Eine Bruchstelle an der Wurzel verrät uns dann durch die eindrucksvolle Rotfärbung die Blutwurz. Die Blutwurz stoppt Blutungen, weil sie stark zusammenziehend wirkt. Das macht sie auch zu einem probaten Mittel gegen Durchfall. Zudem lindert die Blutwurz den Schmerz und verscheucht ungünstige Keime. Durch diese Eigenschaften empfiehlt sich die Blutwurz-Tinktur hervorragend für die Reiseapotheke.

REZEPT: **Blutwurz-Tinktur**

Blutwurz · 40-prozentiger Alkohol

~

Die Blutwurz putzen, in kleine Stücke schneiden und ein Schraubglas damit zur Hälfte anfüllen. Mit 40-prozentigem Alkohol auffüllen. Den Ansatz 4 bis 6 Wochen lang im Halbschatten ziehen lassen, öfter schütteln. Nach dem Abseihen in eine dunkle Flasche mit Tropfverschluss oder Pipette füllen.

Verwendung: Die Tinktur für Wundauflagen im Verhältnis 1:5 verdünnen. Für Gurgellösungen ebenfalls 1:5 mit Wasser verdünnen. Für Pinselungen im Mund und auf der Haut kann sie pur verwendet werden. Bei Durchfall 1:10 verdünnen und einnehmen.

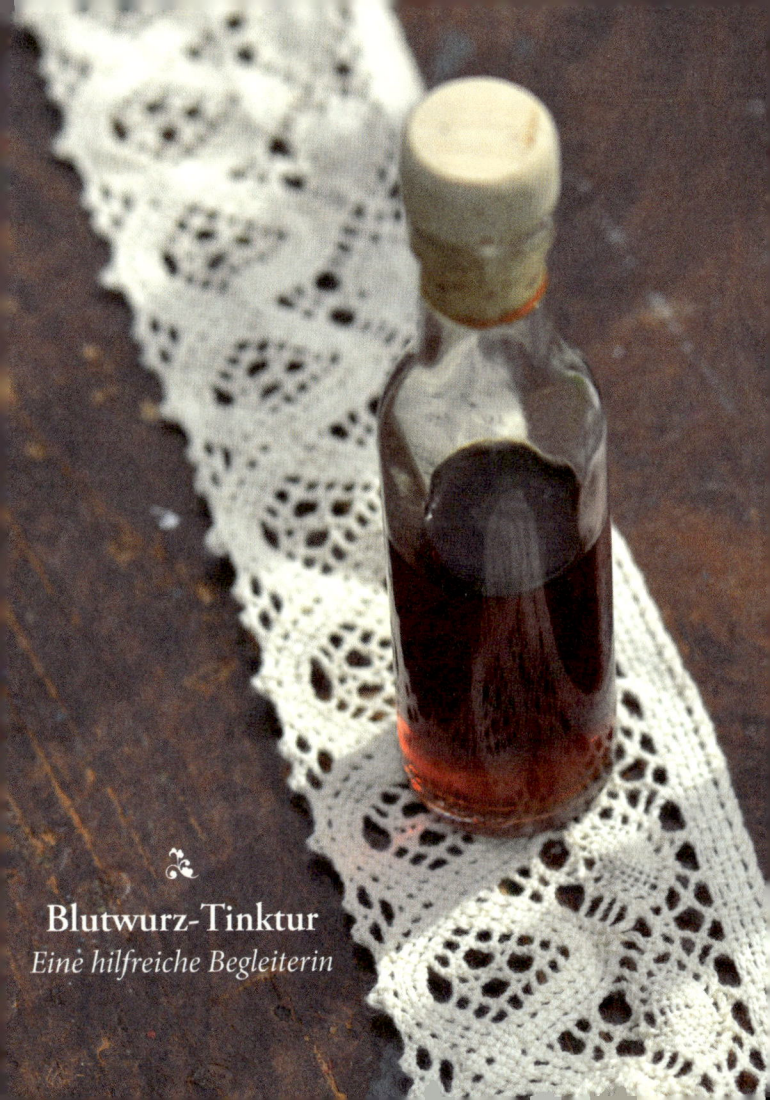

Blutwurz-Tinktur

Eine hilfreiche Begleiterin

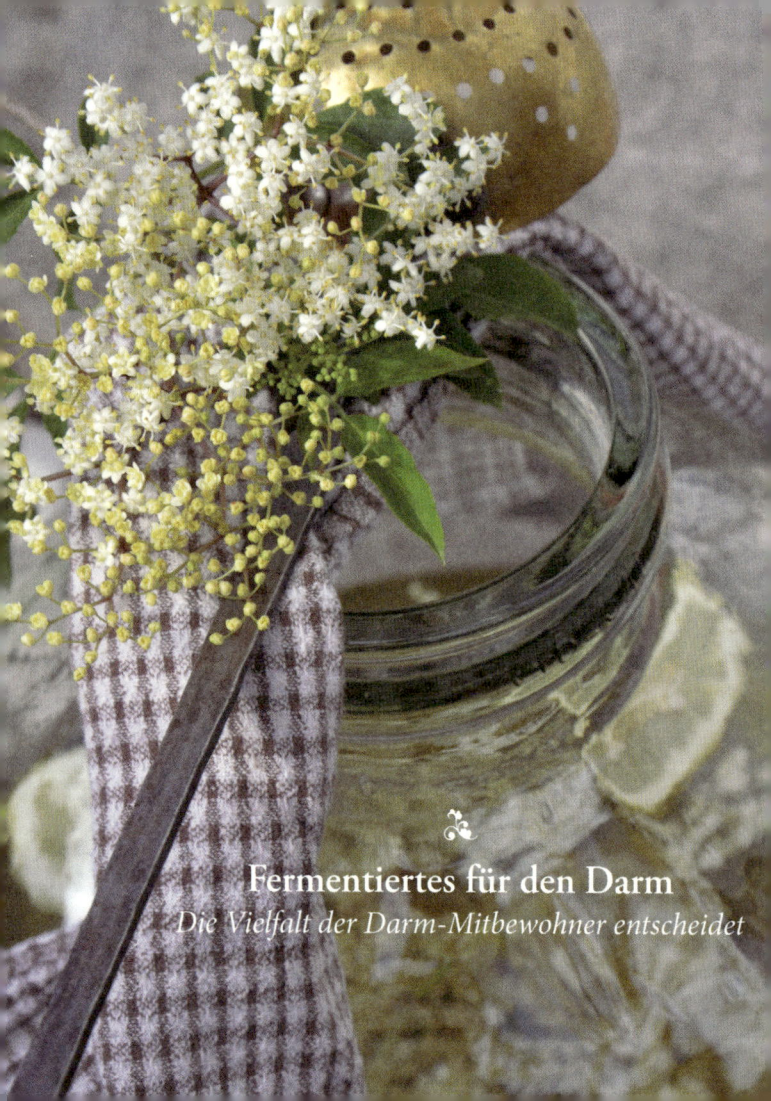

Fermentiertes für den Darm

Die Vielfalt der Darm-Mitbewohner entscheidet

Unsere Darmflora braucht eine Vielzahl von unterschiedlichen Keimen, um eine starke Barriere zwischen Innen- und Außenwelt zu bilden. Bei der Besiedelung helfen unterschiedliche vergorene Lebensmittel, wie etwa Sauerkraut, Sauermilch, Joghurt, Buttermilch, Essig, Brottrunk, Honig oder milchsaures Gemüse. Der traditionelle „Hollersprudel" gehört auch zu diesen fermentierten Getränken und ist gleichzeitig eine angenehme sommerliche Erfrischung.

REZEPT: **Hollersprudel**

6 Holunderblütendolden · 6 l Wasser
⅛ l guter Gärungsessig · 2 Zitronen in Scheiben
600 g Zucker

~

Alle Zutaten in ein großes Gefäß füllen, mit einem Tuch abdecken und bei Speisekammertemperatur 2 bis 3 Tage lang stehen lassen. Der Hollersprudel ist dann fertig, wenn er fein säuerlich duftet und schmeckt. Abseihen und kühl stellen. Dieser Sprudel kann auch mit Blüten der Schafgarbe und anderen hergestellt werden.

Verwendung: Der Hollersprudel wird frisch und gekühlt getrunken innerhalb von drei Tagen nach der Herstellung. Er kann nicht aufbewahrt werden. Der Hollersprudel erhöht die Vielfalt an Keimen im Darm und beeinflusst damit die Darmgesundheit positiv.

In der heutigen Zeit brauchen viele Menschen zwei Dinge für ihre Balance: körperlich etwas mehr Tonus wegen der sitzenden Arbeit und geistig mehr Ruhe. Rosmarin, Ysop, Taubnessel und Lavendel helfen hier gemeinsam. Rosmarin und Ysop tonisieren den Körper und halten den Kreislauf in Schwung. Lavendel hilft, geistig loszulassen. Die Taubnessel gilt volksheilkundlich als sanftes Beruhigungsmittel.

Zudem ergänzen wir die Gleichklang-Tropfen mit Johanniskraut, das die Stimmung hebt.

REZEPT: **Gleichklang-Tropfen**

---

4 Teile Johanniskraut
2 Teile Weiße Taubnessel · 2 Teile Rosmarin
1 Teil Lavendel · 1 Teil Ysop

~

Da die Erntezeiten der Heilpflanzen unterschiedlich sind, werden sie einzeln angesetzt. Die zweite Möglichkeit wäre, die Heilpflanzen zu trocknen und sie dann gemeinsam anzusetzen.

Jeweils das Kraut zu Dreiviertel in ein Schraubglas geben, mit 40-prozentigem Alkohol auffüllen und 4 bis 6 Wochen lang ziehen lassen. Dann abseihen und in dunkle Tropfflaschen füllen.

Verwendung: 2 x 10 Tropfen pro Tag vor den Mahlzeiten einnehmen.

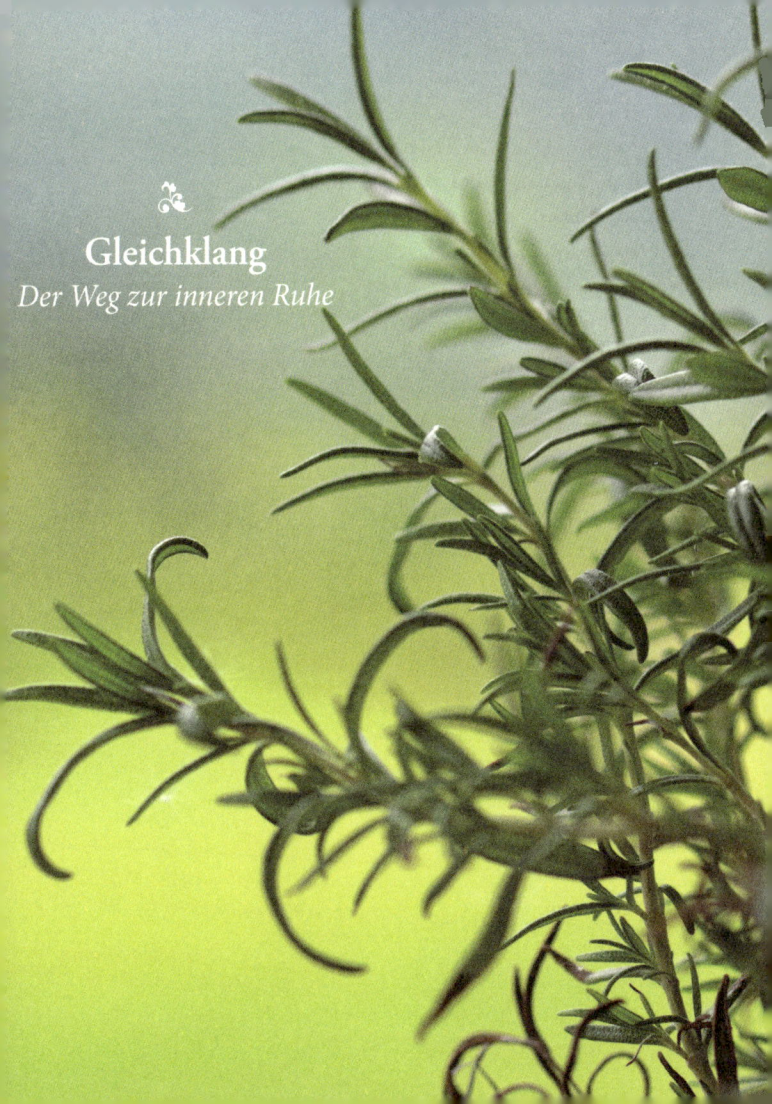

Gleichklang

Der Weg zur inneren Ruhe

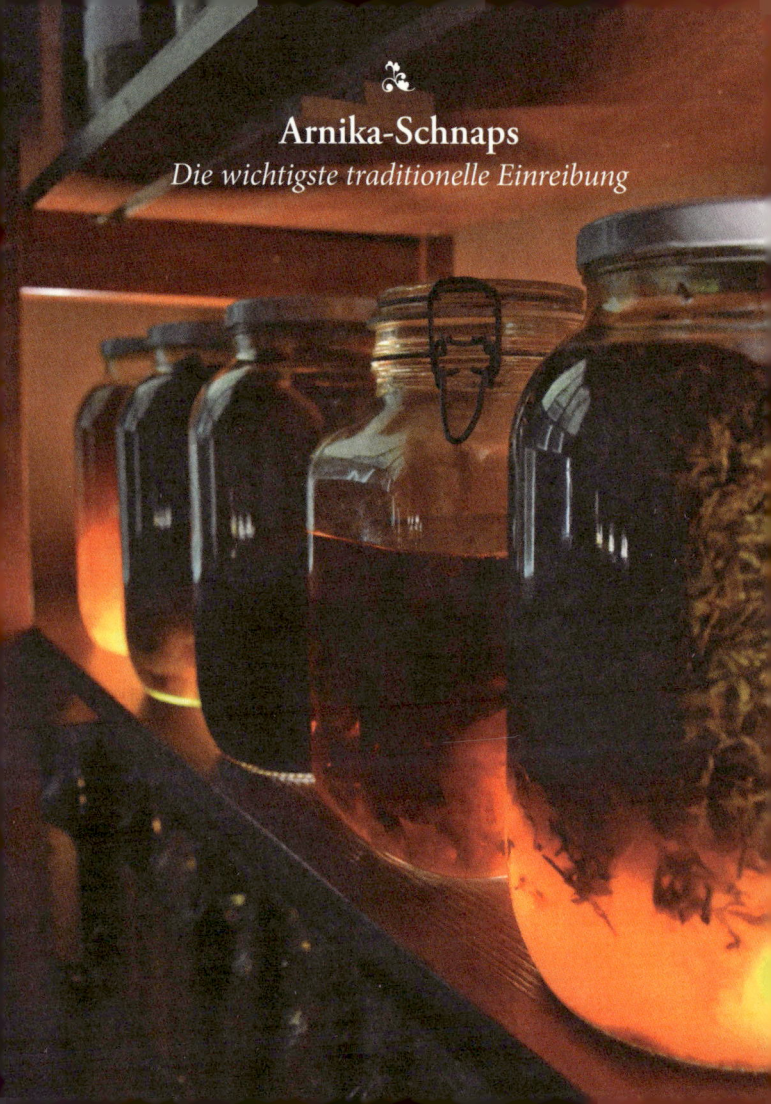

Arnika-Schnaps

Die wichtigste traditionelle Einreibung

Ab Ende Juni leuchtet uns Arnika struppig und zerrupft entgegen. Sie mag ganz bestimmte Plätze, wo der Boden sauer ist und wenig Kalk enthält. Die Arnikaschnapsflasche fehlt kaum irgendwo in den Hausapotheken im Gebirge. Arnika braucht man ständig: bei den meisten stumpfen Verletzungen wie Prellungen, Quetschungen oder Zerrungen. Sehr gut hilft Arnika auch bei oberflächlichen Venenentzündungen. Wer sich einen blauen Fleck zuzieht oder wen ein Insektenstich plagt, wird mit Arnika eingerieben. Interessanterweise wirkt Arnica montana aus den Alpen intensiver als jene der Mittelmeerländer. Ein höherer Helenalingehalt konnte nachgewiesen werden und dieser dürfte dafür verantwortlich sein.

REZEPT: **Arnika-Schnaps**

Arnikablütenblätter
40-prozentiger Schnaps

~

Die Arnikablütenblätter ernten und frisch in ein Schraubglas geben. Mit Schnaps auffüllen, sodass die Blütenblätter gut bedeckt sind. Nach 4 bis 6 Wochen wird der Ansatz abgeseiht und in dunkle Flaschen gefüllt.

Verwendung: Der Arnika-Schnaps wird vor allem äußerlich angewendet als Einreibung pur oder ein Esslöffel Tinktur in einem Glas Wasser verdünnt als Umschlag.

Ab und zu erwischt uns eine Erkältung. Für diesen Fall steht uns eine Teemischung zur Verfügung. Wir nehmen Lindenblüten, die die Schweißbildung und die Abwehrkraft fördern. Holunderblüten verstärken ebenfalls die Schweißbildung und nehmen sogar Einfluss auf die Wärmeregulation im Gehirn. Mädesüß enthält ein Salicylaldehyd, das dem Magen nicht schadet, weil es erst im Darm in Salicylsäure umgebaut wird. So bekommen wir dieses gut bekannte Schmerzmittel aus einer ganz natürlichen Quelle.

Die Blüten haben den höchsten Wirkstoffgehalt, wenn sie kurz vor der Vollblüte geerntet werden. Wenn 2 von 3 Lindenblüten offen sind oder wenn Holunder- oder Mädesüßblüte noch einzelne Blüten geschlossen haben, ist der richtige Zeitpunkt für die Ernte.

- -

REZEPT: **Erkältungstee**

- -

1 Teil Lindenblüten · 1 Teil Holunderblüten
1 Teil Mädesüßblüten

~

Diese Mischung frisch oder getrocknet mit heißem Wasser aufgießen, zehn Minuten lang ziehen lassen, abseihen und möglichst heiß trinken.

Verwendung: Bei Erkältung 4 bis 5 Tassen Erkältungstee pro Tag trinken.

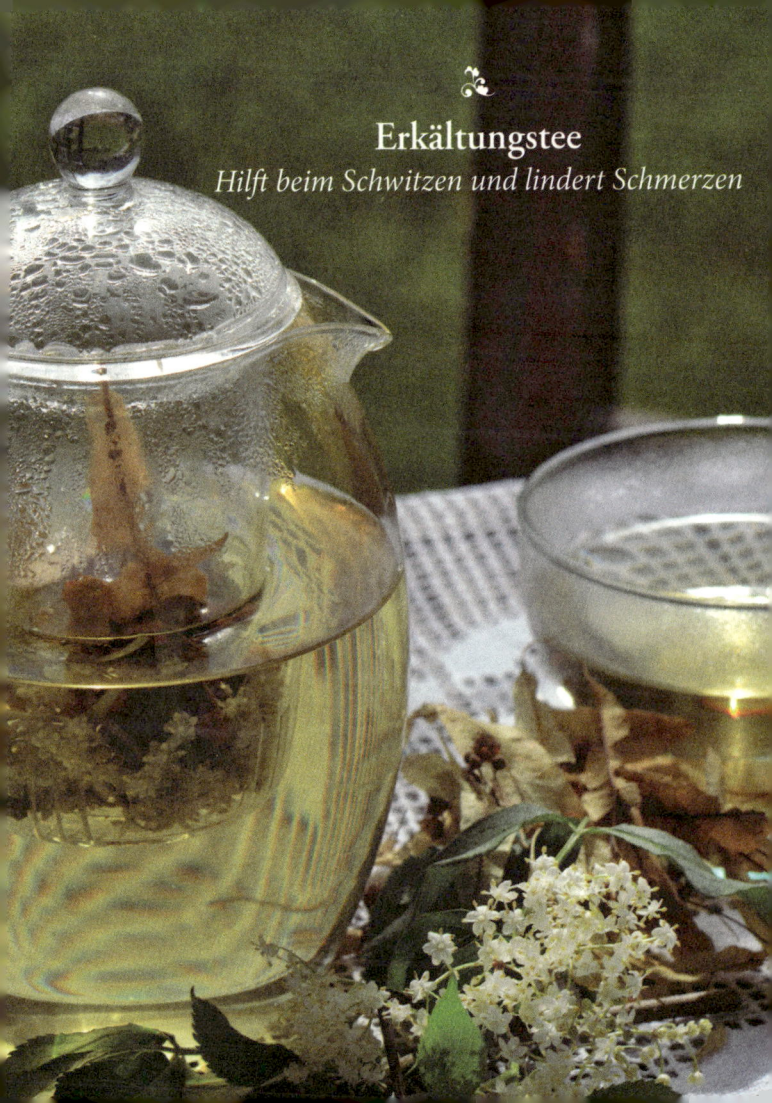

Erkältungstee
Hilft beim Schwitzen und lindert Schmerzen

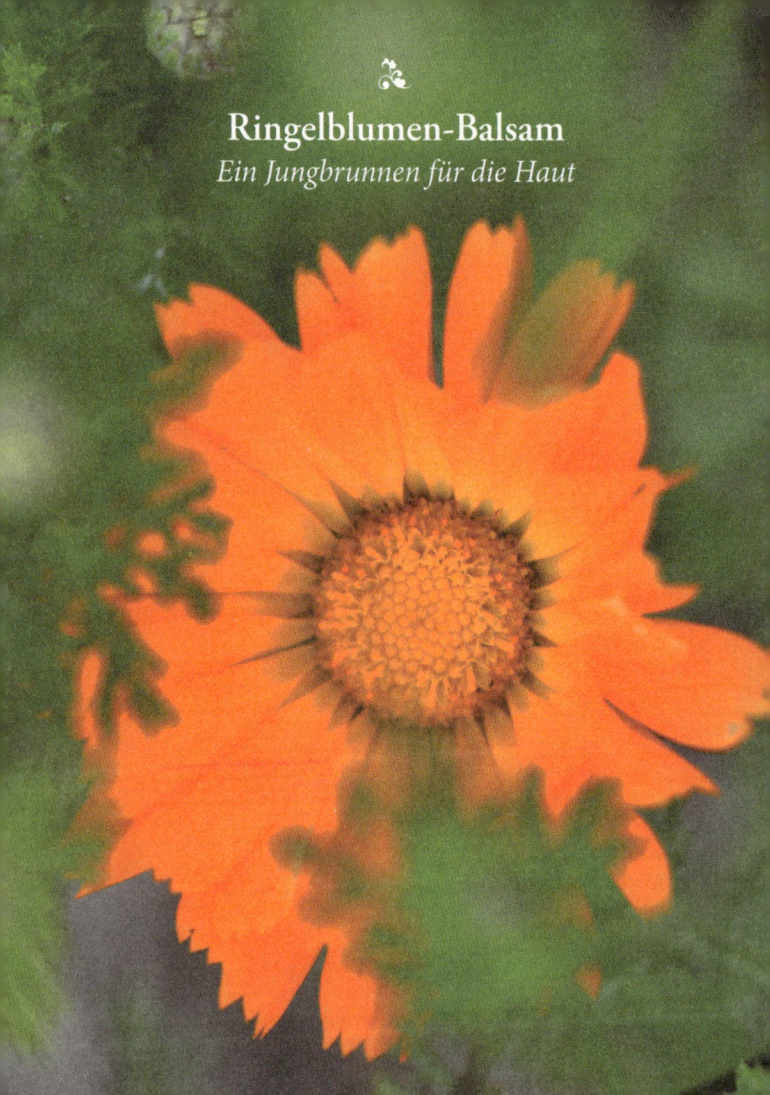

Ringelblumen-Balsam

Ein Jungbrunnen für die Haut

Die orange-gelbe Ringelblume ist der Inbegriff für Hautpflege. „Sonnenbraut" wird sie auch genannt, weil sich die Ringelblumenblüte morgens mit der Sonne öffnet und abends wieder schließt. Bei schlechtem Wetter bleibt ihre Pracht verborgen.

Die Ringelblume sorgt für Zellteilung und somit für eine Verjüngung der Haut. Gänseblümchen werden oft als Verwandte von Arnika bezeichnet, weil sie sich in ihrer Wirkung ähneln. Das Gänseblümchen wirkt sanfter, doch fördert es auch den Hautstoffwechsel. Das Johanniskrautöl entfaltet seine erweichende Wirkung und beruhigt die strapazierte Haut. Das Bienenwachs schleust den hochwertigen Ölauszug in die Haut ein.

REZEPT: **Ringelblumeneinreibung**

70 g Olivenöl · 25 g Johanniskrautöl
einige Ringelblumenblüten · einige Gänseblümchen
5 g Bienenwachs

Oliven- und Johanniskrautöl mit den Ringelblumenblüten und Gänseblümchen in einem kleinen Topf erwärmen und mindestens 30 Minuten lang ziehen lassen. Die Blüten abseihen. Das Bienenwachs zugeben und langsam auflösen. Nach Belieben kann Olivenöl teilweise gegen Mandelöl oder andere hochwertige Öle ausgetauscht werden.

Verwendung: Die beanspruchte Haut nach Bedarf mit dem pflegenden Kräuteröl einreiben.

Damit die Verdauung im Darm rund läuft, brauchen wir Tonisierendes, Beruhigendes und Blähungstreibendes. Aktivierung verschaffen Wermut, Löwenzahn und Schafgarbe in vorzüglicher Weise mit ihren unterschiedlichen Bitterstoffen. Löwenzahn tonisiert allgemein. Wermut, Engelwurz und Schafgarbe gelten als Amara aromatica, Bittermittel mit ätherischen Ölen, die zusätzlich entspannen und Blähungen mildern. Engelwurz sorgt zudem für die Beruhigung des Magen-Darm-Traktes. Bertram hilft bei der Mineralstoffaufnahme. Wacholderbeeren und Kümmel schließlich sind mit ihren duftenden ätherischen Ölen in der Lage, Blähungen zu besänftigen.

REZEPT: **Sieben-Kräuter-Pulver**

1 Teil Wermutkraut · 2 Teile Schafgarbenkraut
2 Teile Wacholderbeeren · 4 Teile Kümmelsamen
2 Teile Engelwurz · 4 Teile Löwenzahnwurzel · 2 Teile Bertramwurzel

~

Die Kräuter, Wurzeln, Früchte und Samen in der Küchenmaschine fein mahlen und mischen. In ein Schraubglas füllen.

Verwendung: Das Pulver zum Würzen von Salaten und Suppen verwenden. Bereits kleine Mengen von einem viertel bis einem halben Teelöffel pro Tag fördern die Verdauungsleistung. Bei Appetitlosigkeit das Pulver eine halbe Stunde vor dem Essen einnehmen.

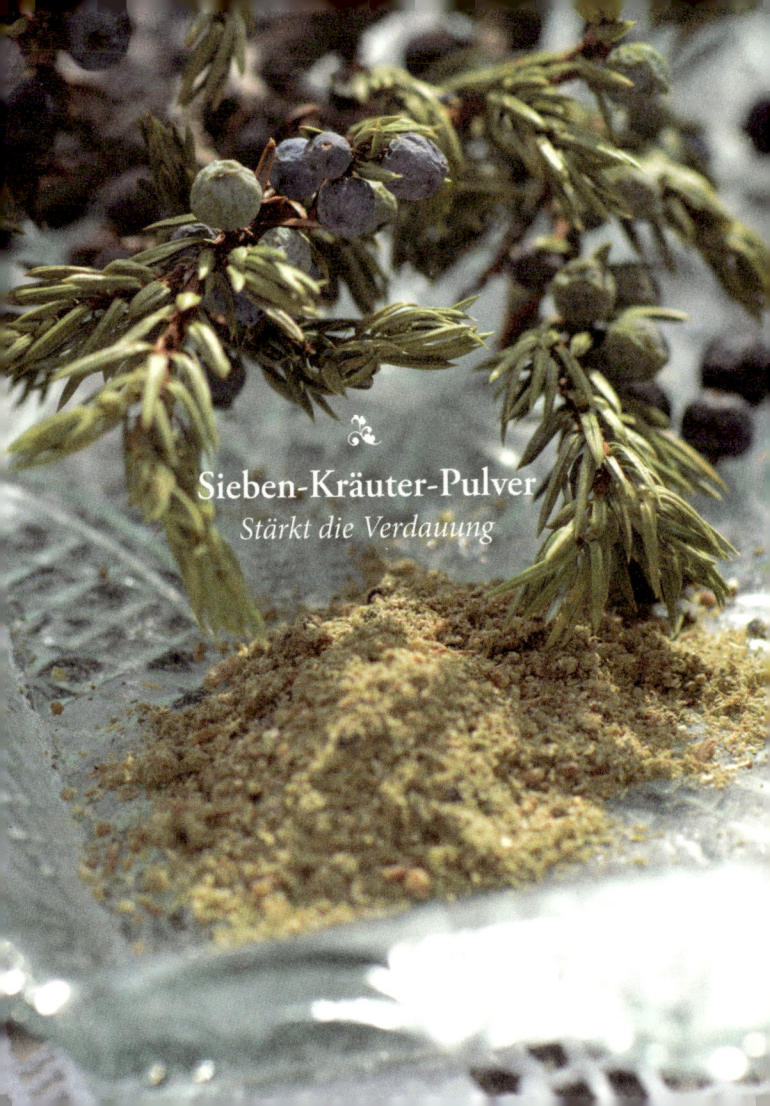

Sieben-Kräuter-Pulver

Stärkt die Verdauung

Heidelbeeren

Getrocknete Heidelbeeren in der Hausapotheke

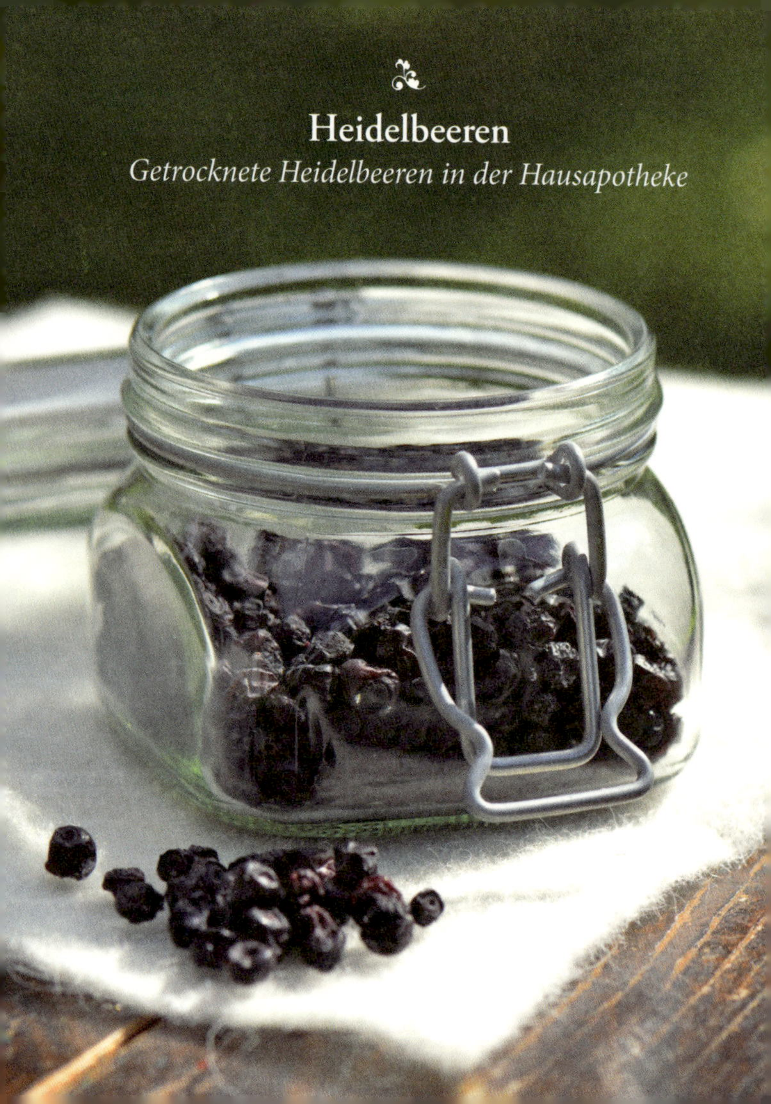

„In der Heidelbeerernte kann der Doktor auf Urlaub gehen." Manch einer hat schon den abführenden Effekt von frischen, aromatischen Heidelbeeren gespürt. Genau gegenteilig wirken getrocknete Heidelbeeren. Sie bremsen sanft den Durchfall. Heidelbeeren enthalten viele zusammenziehende und wasserbindende Gerbstoffe.

Getrocknete Heidelbeeren durften früher in keiner Hausapotheke fehlen. Sie sind besonders für Kinder geeignet, weil sie interessant und fruchtig sind und eine milde Wirkung haben. Eine mengenmäßige Beschränkung ist jedoch auch bei Heidelbeeren empfehlenswert.

REZEPT: **Getrocknete Heidelbeeren pro Tag**

---

5 bis 10 g getrocknete Heidelbeeren für Säuglinge
10 bis 15 g getrocknete Heidelbeeren für Kleinkinder
von 1 bis 4 Jahren
15 bis 20 g getrocknete Heidelbeeren für Kinder über 4 Jahre
20 bis 60 g getrocknete Heidelbeeren für Jugendliche und Erwachsene

~

Die getrockneten Heidelbeeren können entweder pur gekaut werden oder mit kochendem Wasser aufgegossen.

Verwendung: Die getrockneten Heidelbeeren empfehlen sich bei leichteren, unspezifischen Durchfällen. Statt getrockneten Heidelbeeren hilft auch Heidelbeersaft mit Topfen.

Die nussähnlichen Früchte der Brennnessel gelten als Vitalitätstonikum. Im Herbst sehen wir an den Brennnesseln viele kleine Früchte, die rispenartig an der Pflanze hängen und meistens als „Brennnesselsamen" bezeichnet werden. Der beste Erntezeitpunkt ist dann, wenn sie leicht zu ernten sind.

Sie duften karottenähnlich und durch kurzes Rösten kommt das nussartige Aroma zum Vorschein. Brennnesselfrüchte können in der Küche für Salate und Suppen ähnlich wie Nüsse verwendet werden. Die Kombination von Brennnesselsamen und Honig führt hochwertige Nährstoffe in gut verfügbarer Form zusammen. Die Zucker aus dem Honig befördern Mineralstoffe vom Darm ins Blut, die lebensnotwendigen, essenziellen Fettsäuren aus den Brennnesselsamen und die stärkenden bioaktiven Substanzen aus beiden Zutaten gelten als Aufbaumittel.

REZEPT: **Brennnessel-Kraftwerk**

250 g Cremehonig
25 g Brennnesselfrüchte

～

Die Brennnesselfrüchte trocken leicht anrösten, bis sie ihr angenehm nussartiges Aroma entwickeln. Den Cremehonig vorsichtig erwärmen und die Brennnesselfrüchte einrühren.

Verwendung: Zweimal täglich vor den Mahlzeiten einen halben Teelöffel Brennnesselhonig pur essen.

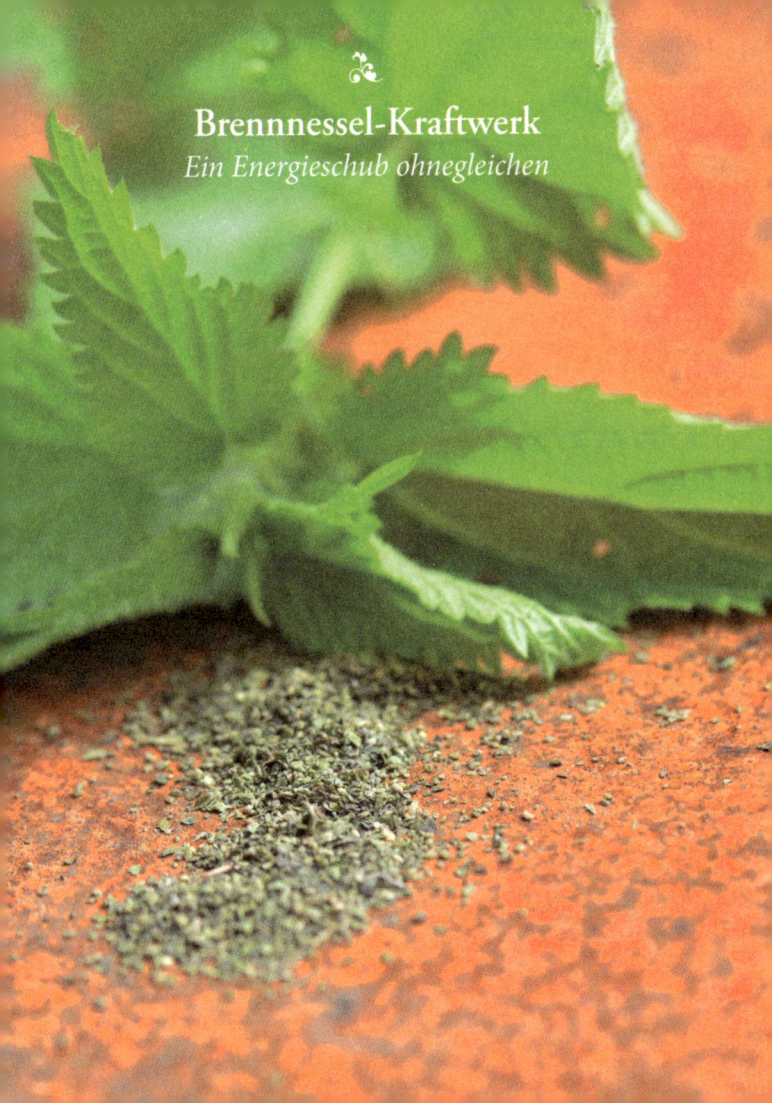

Brennnessel-Kraftwerk

Ein Energieschub ohnegleichen

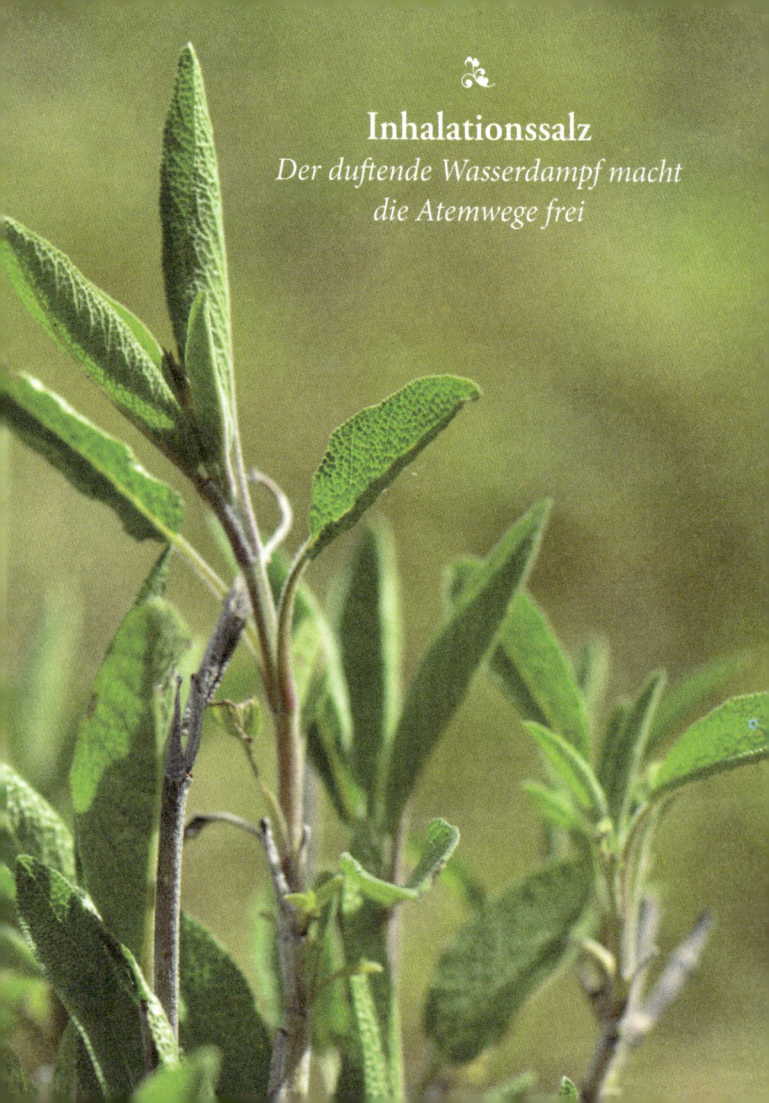

Inhalationssalz
*Der duftende Wasserdampf macht
die Atemwege frei*

Wenn die Nase zu ist und das Atmen schwer wird, empfiehlt sich eine Inhalation. Die beste Kombination ist Wasser, Salz und Kräuter. Quendel, der bei uns wild wachsende Thymian, entspannt mit seinen Duftstoffen die Bronchien und bringt den Schleim in Bewegung. Salbei wirkt entzündungshemmend und bekämpft Bakterien, Viren und Pilze. Melisse beruhigt und entkrampft. Das Steinsalz sorgt dafür, dass die Pflanzenwirkstoffe dahin kommen, wo sie wirken können. Es öffnet die Poren und lässt die ätherischen Öle eindringen. Der Wasserdampf schließlich transportiert die Wirkstoffe und leitet die Wärme.

REZEPT: **Inhalationssalz**

5 g Quendel frisch
5 g Salbei frisch · 5 g Melisse frisch
100 g Steinsalz

~

Das Salz mit den Kräutern in der Küchenmaschine fein mahlen und in ein Schraubglas füllen. Eine Trocknung nach dem Mahlen ist nicht unbedingt erforderlich.

Verwendung: Einen gehäuften Teelöffel Inhalationssalz in einen Viertel Liter kochendes Wasser geben. Bei einer Hitze inhalieren, die gerade als angenehm empfunden wird.

Sauerhonig wird seit der Antike hergestellt. Die Kombination von Honig, Essig und Kräutern gleicht die Flora der Schleimhäute aus und sorgt so für eine sehr gute Aufnahme der Wirkstoffe aus den Kräutern. Der Sauerhonig wird jeweils mit jenen Heilpflanzen zubereitet, deren Wirkung benötigt wird.

Die Wurzel von Bertram hat eine besondere Stärke, sie sorgt für eine gute Mineralstoffaufnahme. So können wir diese besser vom Darm ins Blut einschleusen. Die eindrucksvolle Engelwurz balanciert die Verdauung aus, besonders dann, wenn sie durch eine hohe psychische Belastung gestört wurde. Lavendel beruhigt Verdauung und Psyche. Rosmarin stärkt Kreislauf und Verdauung.

REZEPT: **Sauerhonig**

0,5 kg Honig · ⅛ l Apfelessig
Bertramwurzel · Engelwurz · Lavendelblüten
Rosmarin

~

Ein guter, regionaler Honig wird mit einem Gärungsessig gemischt. Die frischen oder getrockneten Kräuter etwas schneiden oder mörsern und ebenfalls untermischen. Den Sauerhonig mit den Kräutern zwei Wochen lang ziehen lassen, dann abseihen.

Verwendung: Für drei Wochen täglich einen Teelöffel Sauerhonig kurmäßig vor den Mahlzeiten einnehmen.

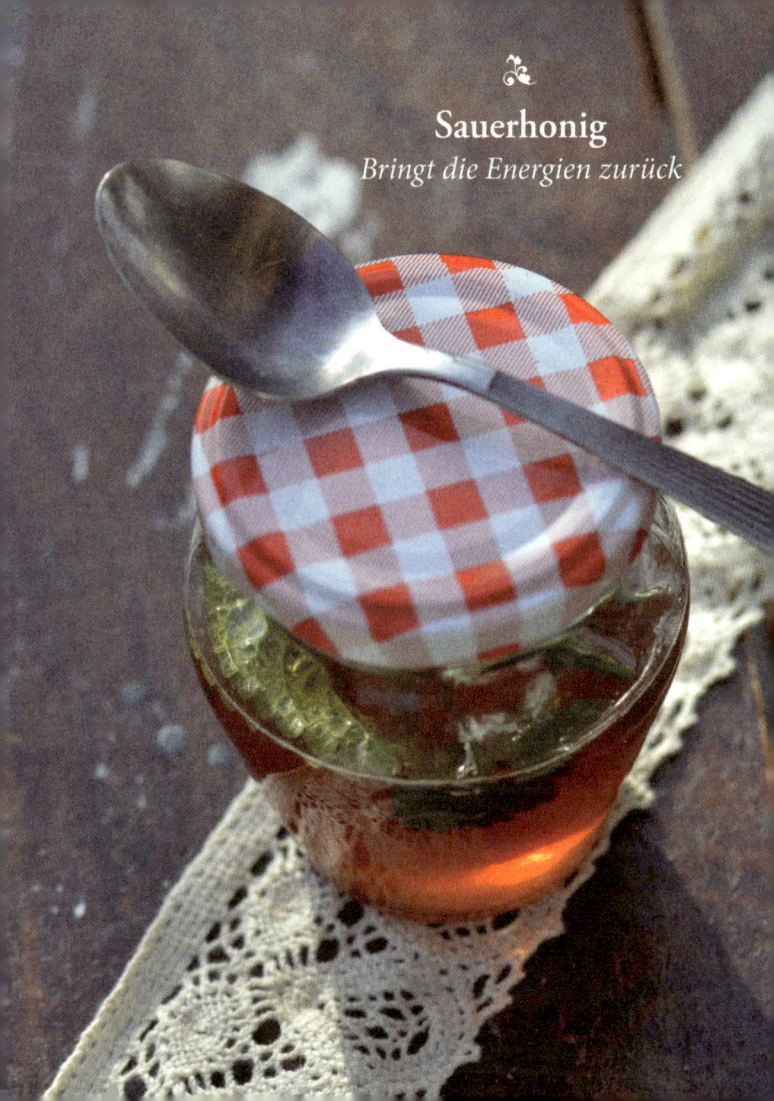

Sauerhonig

Bringt die Energien zurück

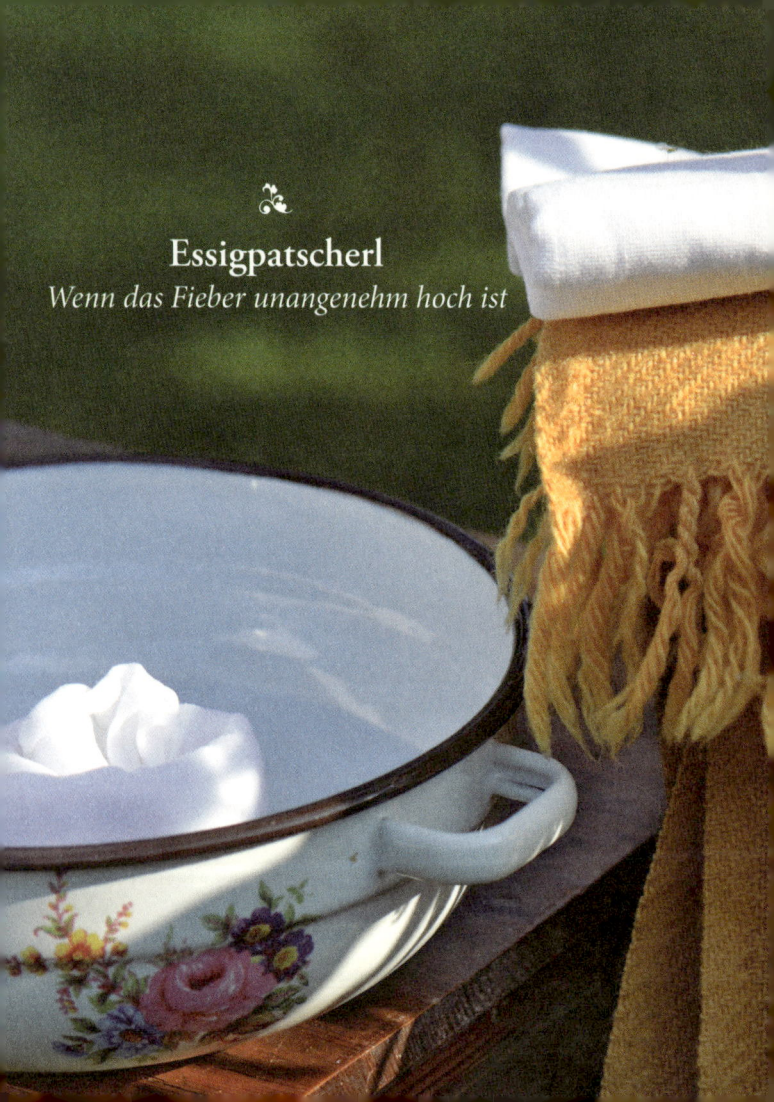

Essigpatscherl

Wenn das Fieber unangenehm hoch ist

Essigpatscherl sind wohl der bekannteste Wickel. Sie senken das Fieber gut. Voraussetzung für diesen Wickel ist ein vollkommen warmer Körper, denn trotz Fieber sind Hände oder Füße manchmal noch kalt. Der Wickel wird einige Male angelegt, bis das Fieber auf ein erträgliches Maß gesunken ist. Das Essigwasser soll einige Grade kälter sein als die Körpertemperatur (25 bis 30°C), aber nicht eiskalt. Die Körpertemperatur darf nicht zu schnell sinken und insgesamt nur um 0,5 bis 1°C, sonst ist die Belastung für Herz-Kreislauf zu hoch.

REZEPT: **Essigpatscherl**

Wasser mit einem Schuss Essig, etwa 30°C
2 Leinentücher · 2 Woll- oder Frottiertücher

~

Verwendung: Die Leinentücher im Wasserbad tränken und um die beiden Unterschenkel von der Kniekehle bis zum Fußgelenk wickeln. Die Wolltücher drüber wickeln und etwa 8 bis 10 Minuten lang wirken lassen. Dann werden die nassen Innentücher in frischem Wasser ausgewaschen und erneut im Essigwasser getränkt. Das Ritual über eine halbe bis eine Stunde wiederholen. Den Patienten je nach seinem Bedürfnis zudecken. Sollten die Füße während des Wickels kalt werden, wird er entfernt.

Heublumen sind ein viel verwendetes traditionelles Heilmittel. Schon der erste Eindruck in der Nase stimmt uns froh. Während des Trocknens von Heu entstehen durch Fermentation verschiedene Cumarine, stimmungsaufhellende Pflanzenwirkstoffe, die den typischen Heuduft ausmachen. Bergheu von Magerwiesen besteht aus mehr als hundert verschiedenen Gräsern und Kräutern. Heublumen sind Wärmeträger und haben eine nachgewiesene durchblutungsfördernde Wirkung. Sie erhöhen den Stoffwechsel im Gewebe und vermindern den Tonus in den Muskeln. Die Elastizität des Bindegewebes verbessert sich. Die Linderung der Schmerzen ist spürbar.

REZEPT: **Bergheusack**

1 Baumwoll- oder Leinensack · Heu von einer Magerwiese

≈

Den Heusack im Wasserdampf 15 Minuten lang erhitzen und vorsichtig ausdrücken. Auf die betroffene Stelle so heiß wie erträglich auflegen und mit einem Wolltuch fest fixieren. Der Heusack bleibt etwa 30 bis 45 Minuten lang am Körper. Danach empfiehlt sich eine Nachruhe von mindestens einer halben Stunde.

Verwendung: Den Heusack bei degenerativen rheumatischen Beschwerden, bei Verspannungen und überall dort verwenden, wo anhaltende Wärme guttut.

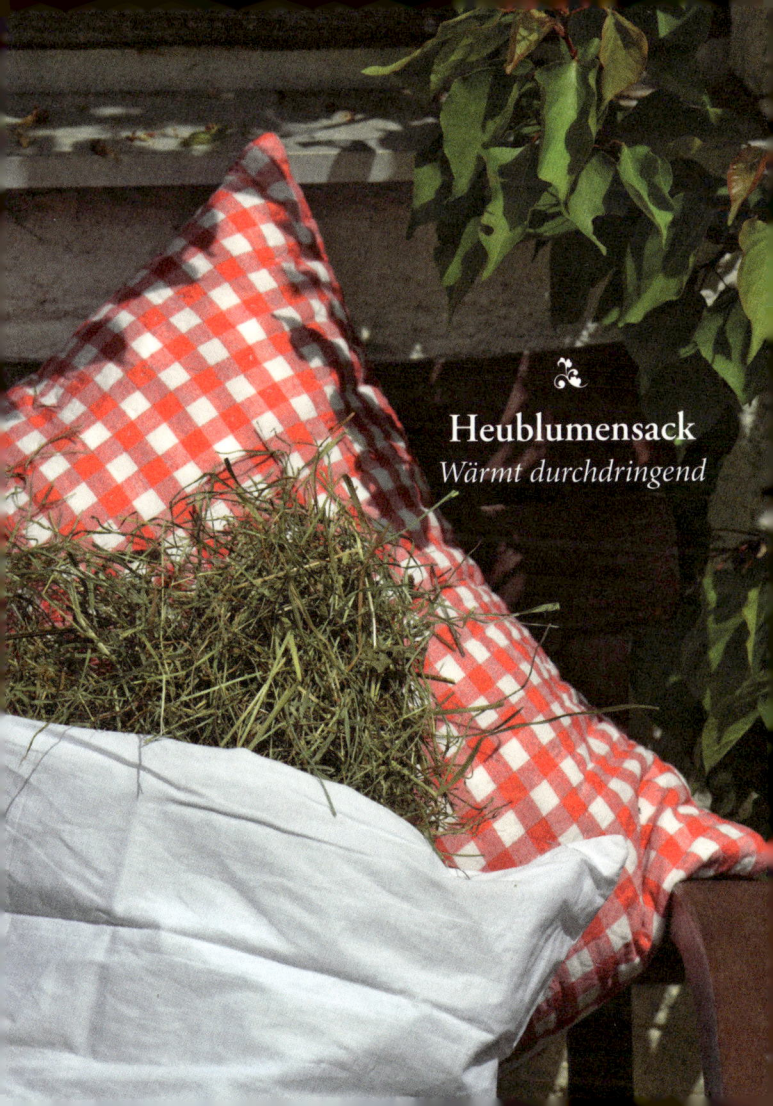

Heublumensack

Wärmt durchdringend

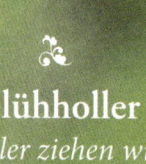

Glühholler
Vor dem Holler ziehen wir den Hut

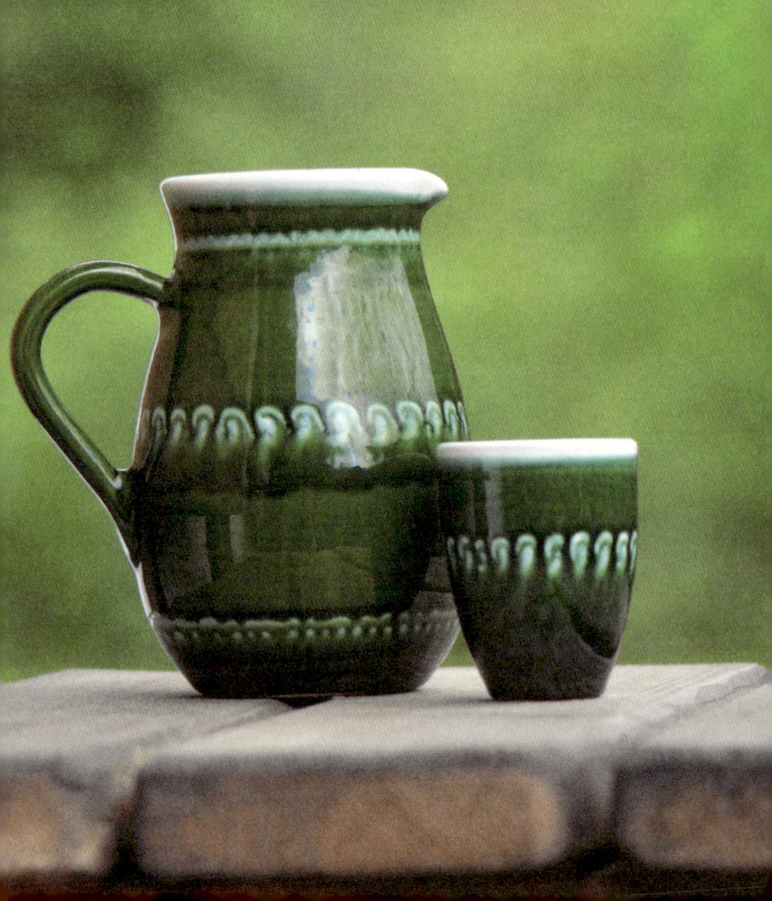

„Wenn du im November einen warmen Hollersaft trinkst, wirst du den ganzen Winter nicht krank", erzählt man sich. Und es ist wirklich etwas dran an der immunstimulierenden Wirkung der Holunderbeere. Interessant ist auch die traditionelle Herstellung des Hollerbeerensaftes, der stets sehr lange gekocht wurde. Heute weiß man, dass die dunkellila Anthocyane die Hitze des Kochens gut aushalten. Die lange Hitzeeinwirkung löst die immunwirksamen Farbstoffe aus den Zellen heraus und macht sie für unsere Verdauung verwertbar. Traditionell wurde ein wenig Rum zugesetzt. Der Alkohol macht die Schleimhäute durchlässiger und so können die wertvollen Farbstoffe aus dem Holunder wirklich gut aufgenommen werden.

REZEPT: **Glühholler**

2 l Holunderbeeren · 2 l Wasser · 800 g Zucker
¼ l Rum · Vanille · Zimtrinde · Nelken

Die Holunderbeeren eine Stunde lang in Wasser kochen und anschließend abseihen. Zucker und Gewürze zugeben und mindestens eine halbe Stunde lang weiterkochen. Zum Schluss den Rum zufügen und den Glühholler in dunkle Flaschen abfüllen.

Verwendung: Der Glühholler wird durch Aufgießen mit heißem Wasser trinkfertig. Er kann auch zum Süßen von Kräuter- oder Früchtetee verwendet werden.

Knoblauch reinigt die Blutgefäße in erstaunlicher Art und Weise. Er gilt ganz offiziell als „Gefäßschützer". Zudem fördert er die Durchblutung, senkt die Blutfette, schirmt vor ungünstigen Keimen ab und wirkt entzündungshemmend. Auch macht er unsere Gefäße elastischer und verbessert so den Stoffwechsel.

Knoblauch wird am besten frisch verwendet, weil seine flüchtigen Sulfide, das sind die riechbaren Schwefelverbindungen, sich sehr schnell in Luft auflösen. Der unangenehme Duft macht ihn heutzutage manchmal unbeliebt. Doch in bestimmten Kombinationen wie etwa im Knoblauch-Elixier ist der Knoblauchgeruch kaum wahrzunehmen.

REZEPT: **Knoblauch-Elixier**

30 geschälte unbehandelte Knoblauchzehen
5 klein geschnittene ungeschälte, unbehandelte Zitronen · 1 l Wasser

~

Knoblauchzehen und Zitronen im Mixer zerkleinern, mit etwa einem Liter Wasser zum Kochen bringen und einmal aufwallen lassen. Dann abseihen und in eine Flasche füllen. Im Kühlschrank aufbewahren.

Verwendung: Das tägliche Stamperl Knoblauch-Elixier vor oder nach den Hauptmahlzeiten trinken. Die Kur 2 x 3 Wochen lang durchführen, dazwischen eine Woche Pause einlegen.

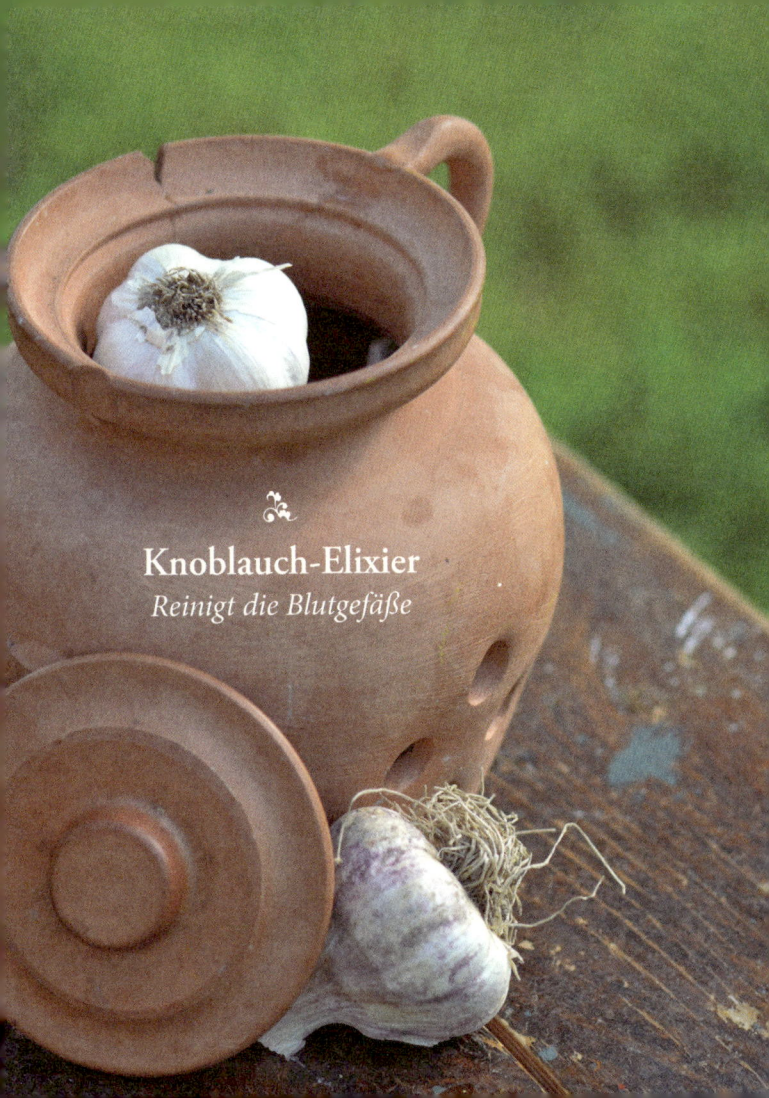

Knoblauch-Elixier

Reinigt die Blutgefäße

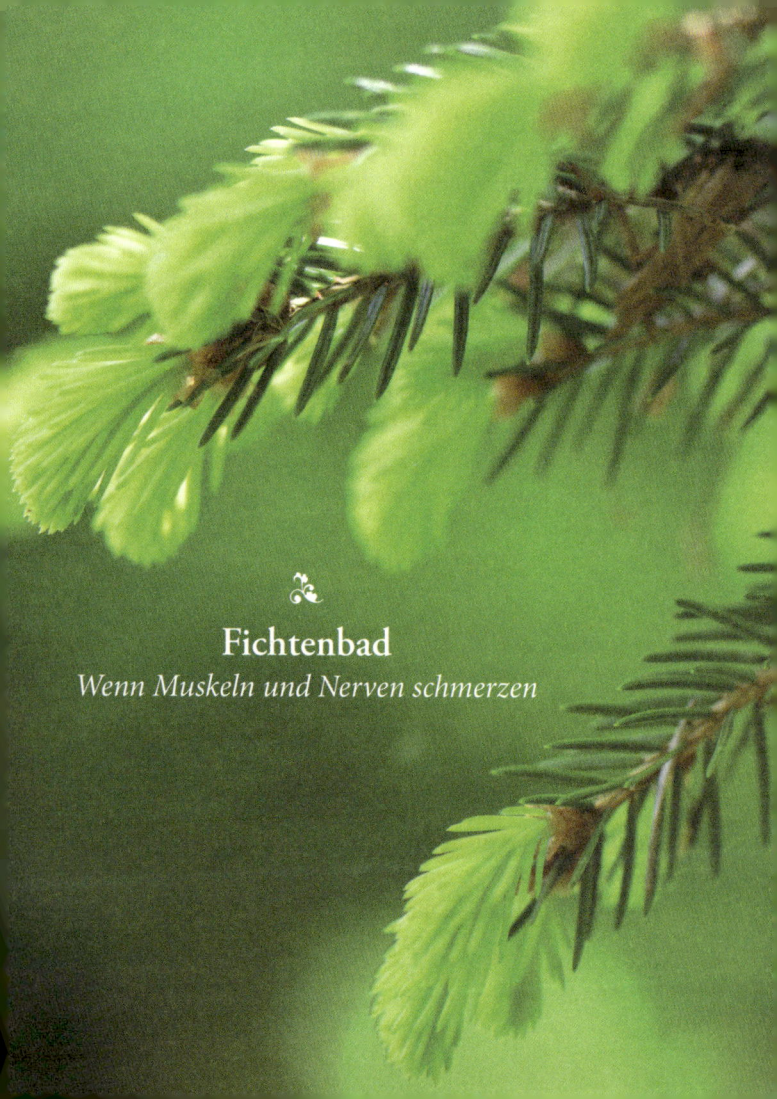

Fichtenbad

Wenn Muskeln und Nerven schmerzen

Der Duft der Fichte erinnert uns an Wald und frische Luft und lässt uns durchatmen. Ihre immergrünen Zweige bringen sogar in den dunkelsten Wintermonaten die Farbe der Natur in unsere Stube. Volksheilkundlich finden wir Fichtenzweigbäder in vielen Gegenden schon seit langer Zeit. Diese Bäder wurden hoch geschätzt, bevor Konzentrate sie verdrängt haben. Die ätherischen Öle, die diese Duftmischung komponieren, wirken durchblutungsfördernd und helfen bei rheumatischen Beschwerden und bei Nervenschmerzen. Gemeinsam mit der Wärme eines Bades verleihen sie Erleichterung. Im Mai gesammelte hellgrüne Triebe der Fichte können mit Steinsalz gemischt und so für duftende Bäder im Winter konserviert werden.

REZEPT: **Fichtenbad**

5 kleine Fichtenzweige

~

Die Fichtenzweige in einem Kochtopf mit Wasser bedecken, aufkochen und zugedeckt zehn Minuten lang ziehen lassen. Den Absud in das Vollbad geben.

Verwendung: Bei leichten Muskel- oder Nervenschmerzen und wenn die Atemwege verlegt sind. Das Fichtenbad bietet gleichzeitig eine Inhalation ihrer ätherischen Öle.

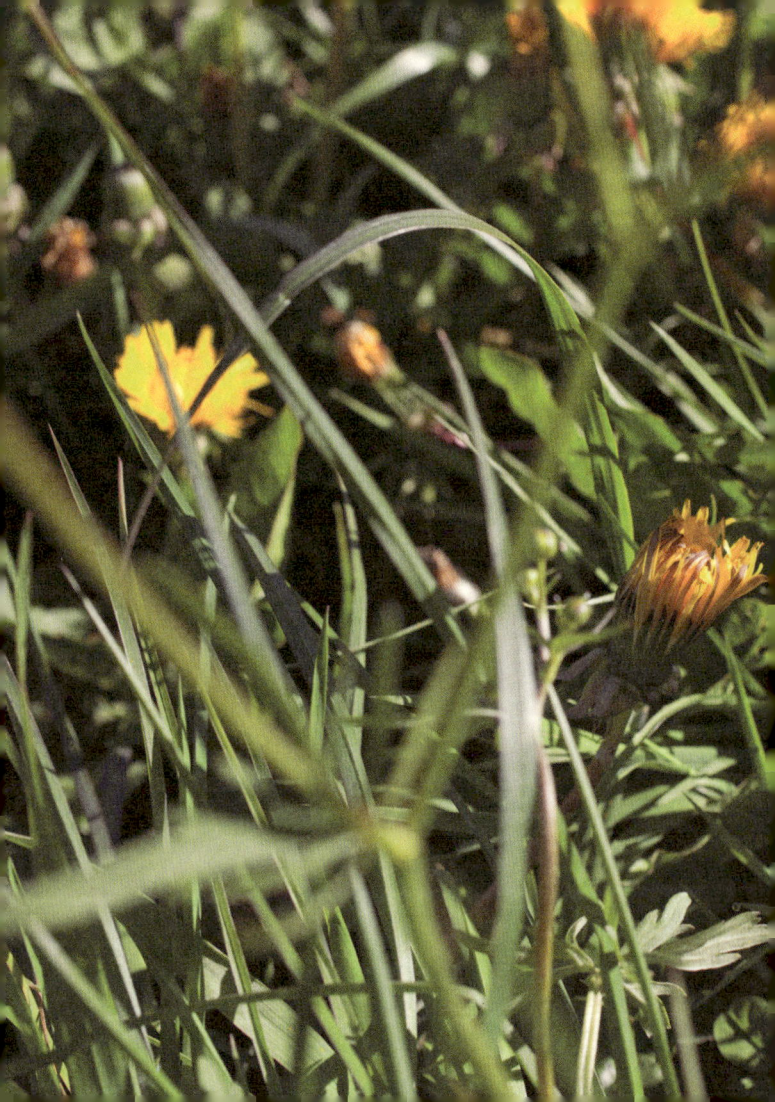